DES ENGORGEMENS

DES GLÁNDES.

Homo sui conscius observat mundum omnipotentis theatrum;
Undique ornatum summis omnisciæ sapientiæ miraculis.
Hospites ut digni evadamus orbis opera hæc creatoris scrutari
Nobis necesse est, quæ ita cùm nostris commodis combinavit
Summum ens, ut eis unde omnia nostra bona desumimus,
Carere nulla ratione queamus; et quo magis hæc intelligimus,
Eo etiam plura in usum generis nostri humani cedunt.

LIN., præf. Spec. plant.

DES
ENGORGEMENS
DES GLANDES,

VULGAIREMENT connus sous le nom de Scrofules, Ecrouelles ou Humeurs Froides ; de
l'utilité des diverses préparations des feuilles
et des racines de Tussilage, dans le traitement
de ces maladies.

TROISIÈME ÉDITION,

AUGMENTÉE de la relation de plusieurs cas remarquables, où
ces médicamens ont eu un succès complet.

OUVRAGE utile aux pères et mères de famille, et à toutes
les personnes chargées de l'éducation de la jeunesse;

SUIVI

D'UNE dissertation sur les plantes hypocarpogies.

PAR BODARD, D. M.,

Médecin légal du Tribunal de première Instance du département de
la Seine, Membre des Sociétés de Médecine pratique de Paris, du
Cercle médical séant au Collége de France, de Bordeaux, Aix,
Montpellier, Livourne, de l'Ordre académique des Indefessi
d'Alexandrie, de l'Académie des Géorgophiles de Florence, Professeur de Botanique médicale comparée.

A PARIS,

Chez LELONG, Libraire, au Palais-Royal, galerie des
Offices, n.º 4, près la rue Saint-Honoré.;

Et chez l'Auteur, rue du faubourg Poissonnière, n.º 56

1816.

DES ENGORGEMENS DES GLANDES.

OBSERVATIONS sur les feuilles et les racines du Tussilage, considéré sous le rapport de son utilité en médecine, et spécialement dans les affections écrouelleuses.

§ I.

Description du Tussilage.

Le genre des Tussilages présente vingt-deux espèces (1); deux d'entr'elles sont douées d'une énergie précieuse pour l'art de guérir : le tussilage pétasite (*tussilago petasites*, L.) et le tussilage farfara (*tussilago farfara*, L.).

L'une et l'autre sont indigènes, vivaces, et produisent des fleurs aux premiers jours du printemps, avant de donner des feuilles. Le Tussilage pétasite (2), vulgairement

appelé l'*herbe aux teigneux*, a des fleurs
nombreuses, rougeâtres, disposées en thyrse
ou en pyramide; au haut d'une tige lanu-
gineuse d'un pied à un pied et demi de hauteur. Ses feuilles radicales, qui sont peut-
être les plus grandes que l'on connoisse dans
les plantes indigènes d'Europe, ressemblent
à peu près à celles de la courge, et plus encore à celles de la rhubarbe (3). Elles sont
presque rondes, un peu dentelées aux bords,
soutenues par un pétiole (4) charnu, très-
long, cylindrique.

Les feuilles de la tige sont étroites et poin-
tues. Sa fleur, composée et flosculeuse, ren-
ferme des fleurons qui sont tous hermaphro-
dites (5).

Le calice (6) commun, cylindrique, est
formé de quinze ou vingt écailles droites, et
d'égale hauteur.

Le fruit consiste en semences solitaires,
oblongues, aplaties, surmontées d'une ai-
grette velue, portée sur un filet et fixée sur
un réceptacle (7) nu.

La racine est grosse, longue, brune en
dehors et blanche dans l'intérieur.

Cette plante croît aux bords des ruisseaux

et dans les ravins humides des montagnes.

Le *Tussilage farfara*, ou tussilage proprement dit, appelé vulgairement *pas-d'âne*, a toujours des demi-fleurons femelles (8) à la circonférence, et il n'y en a pas dans le pétasite.

Ses tiges, qui n'ont pas plus d'un demi-pied de haut, couvertes de plusieurs feuilles florales, en forme d'écailles, ne portent au sommet qu'une seule fleur jaune, qui imite en petit celle de la dent de lion ou pissenlit (9), et celle de la piloselle (10) : ses feuilles sont cordiformes (11), anguleuses, dentelées, vertes en dessus et très-cotonneuses en dessous.

La racine est longue, menue, blanchâtre, tendre, rampante. La plante croît aux bords des ruisseaux, des rivières, auprès des sources, et surtout dans les champs argilleux.

Cartheuser a trouvé dans cette racine des principes semblables à ceux de la dent de lion.

Le sulfate de fer imprime à ses différentes préparations une couleur noire, qui indique un principe astringent.

Comme l'expérience nous a prouvé que

les vertus médicinales de l'une et de l'autre plante sont à peu près les mêmes, on pourra appliquer au *Pétasite* ce que nous dirons du *Tussilago farfara*, sur lequel nous avons fait un plus grand nombre d'essais.

§ II.

Dénominations et usages de cette plante chez les anciens et les modernes.

Linné, auquel nous sommes redevables d'avoir fixé irrévocablement la synonymie des végétaux, la nomme : *Tussilago farfara, scapo unifloro imbricato, foliis subcordatis, augulatis, denticulatis* (12).

Haller la nomme *Petasites scapo unifloro, flore radiato* (13).

Le docteur Savi appelle cette plante *Far-fera piè d'asino* (14).

Gaspard Bauhin l'indique sous le nom de *Tussilago vulgaris* (15).

Camerarius la nomme simplement *Tussi-lago* (16).

Nic. Lémeri la distingue sous le nom d'*Un-gula caballina, vel asinina* (17); *filius ante patrem* (18); *Farfara sive farfarella* (19).

G. Donzelli l'appelle *petaside*, *tussila-gne* (20).

Selon Ruell, les herboristes de son temps l'appeloient *ungula caballina*, *vulgo pata equina* (21).

Les anciens Gaulois l'appeloient *Callio-marcum*, ce qui, selon un commentateur de Pline, signifie *pied de cheval* (22).

La plupart des noms que les Grecs et les Latins ont donné à cette plante, annoncent qu'ils lui ont reconnu beaucoup d'énergie, et que ses propriétés contre les affections de poitrine ont été reconnues dès la plus haute antiquité.

Pline le naturaliste l'appelle *bechion* (23), du mot grec qui signifie précisément la toux; d'où nous avons formé le mot *béchique* pour exprimer en général tous les médicamens appropriés à ce mal.

« Le *bechion*, dit-il, qu'on appelle aussi *tussilago*, apaise la toux; il y en a de deux sortes. On soupçonne qu'il y a de l'eau sous terre dans les lieux où croît le bechion sauvage; tel est du moins le signe qui dirige les fontainiers (*aquileges*) dans leurs recher-ches (24). Elle pousse cinq ou sept feuilles plus larges que celle du lierre ; elles sont blanchâtres en dessous et d'un vert pâle et dessus. Cette plante ne produit ni tige, ni fleur, ni semence (25), et n'a qu'une racine grêle. Quelques-uns pensent que le *bechion* est le même que le *chamœleucen.* Toute la plante desséchée et brûlée exhale une fumée qui, aspirée avec un chalumeau, passe pour guérir les toux invétérées ; mais il faut prendre entre chaque aspiration un peu de vin doux (26). »

Brassavola (27) indique la fumée du tussilage sec aspirée par la bouche. Rat. vict. n.° 10.

Galien recommandoit le tussilage dans les maladies de la poitrine.

« Le bechion, dit-il, s'appelle ainsi, parce qu'on le croit propre à guérir la toux et l'oppression. On aspire la fumée de ses feuilles sèches ou de sa racine, que l'on fait brûler sur la braise ; elle a un degré d'âcreté modéré, qui la fait regarder comme susceptible de rompre tous les abcès de la poitrine sans danger (28). »

Marcellus, en recommandant les fumigations de tussilage dans les mêmes indications, nous donne l'origine de l'usage de la pipe en ces termes :

« L'herbe que les Gaulois appellent *calliomarcus*, et que les Latins nomment ongle ou corne de cheval, est efficace contre la toux. Cueillie au déclin de la lune et desséchée, on la jette sur des charbons ardens, placés au fond d'un vase de terre neuf. On couvre le vase exactement avec de l'argile, de manière à pouvoir y introduire un tuyau avec lequel on fait inspirer la fumée au malade (29). »

Matthiole s'étend un peu plus sur les propriétés de cette plante. Il ajoute que ses feuilles pilées avec du miel, guérissent le *feu sacré* (30), toutes les inflammations, et que la décoction de ces mêmes feuilles dans l'eau miellée, a la faculté de délivrer la femme du fœtus qui est mort dans son sein.

Il y a apparence que Matthiole entendoit pas le nom de *feu sacré*, ce que nous appelons en général érysipele, maladie connue autrefois sous le nom de feu St.-Antoine (31); et qu'il comprenoit sous cette dénomination, cet érysipele terrible, appelé *feu persique*, que les Grecs ont très-bien connu et défini, sous le nom de ΖΩΣΤΕΡ, zoster (32). Cette maladie, heureusement très - rare aujourd'hui, s'annonçoit par une large tache au-dessus du nombril ; elle s'étendoit insensiblement, et formoit autour du corps une espèce de ceinture large de quelques pouces, accompagnée d'une ardeur violente et de pustules âcres et corrosives, qui brûloient comme du feu. Cet érysipele est fort dangereux chez les vieillards cacochymes, et quand il se manifeste dans les fièvres pestilentielles (33).

Kramer, en parlant des propriétés du tussilage, cite un étique qui s'est guéri en ne faisant usage que des feuilles de cette plante avec un peu de pain (34).

Detharding recommande sa racine fraîche dans les fluxions catharrales de la poitrine (35).

Ray rapporte qu'Hiller avoit guéri plusieurs enfans étiques, en les nourrissant avec des feuilles de tussilage cuites avec le beurre et la farine comme d'autres légumes. La même chose se trouve dans le docteur Same, d'après les observations de Jérôme Reusnerus. *Ray, Hist. des plantes.*

Quelques-uns prétendent que le suc des feuilles, bu pendant quelques jours, a la propriété de guérir les fièvres quartes. *Hist. des plantes, attribuée à Boërhaave.*

Plusieurs auteurs recommandent les feuilles de tussilage pilées, et appliquées sur les contusions et sur les pieds des hydropiques et des leucophlegmatiques.

Les Suédois fument ses feuilles sèches, comme on fume le tabac. Boyle conseille d'y mêler un peu de fleur de soufre et du succin en poudre.

Le docteur Gilibert (36) recommande le tussilage en poudre ou infusé dans du vin dans l'athsme pituiteux, la diarrhée, le rhumatisme; dans les fièvres pernicieuses, soit rémittentes, soit milliaires ou scarlatines; il a souvent prescrit avec avantage l'infusion des racines de cette plante, lorsque l'abattement des forces sembloit indiquer les toniques amers aromatiques.

Forestus prescrivoit pareillement cette plante en poudre, intérieurement dans les affections pestilentielles, et faisoit appliquer sur les bubons ses feuilles ou ses racines fraîches, pilées.

Crantz, d'après Van Swieten, l'a employé avec succès dans l'épilepsie, à la dose d'une once de sa racine, infusée dans une livre d'hydromel, donné à la dose d'une ou de deux onces à jeun, en purgeant doucement le malade deux ou trois fois dans le courant du mois.

Vicat lui attribue la faculté de résoudre le calcul (37).

Le docteur Petagna assure (38), d'après Haller (39), qu'on a très-efficacement appliqué la racine pilée du tussilage sur les tumeurs goutteuses; il ajoute qu'Hippocrate (lib. de art.), se servoit des feuilles de cette plante cuites dans du vin, et appliquées sur les parties relâchées qui devenoient ulcérées, et que cette plante est apéritive, atténuante et expulsive, jusqu'à causer la sueur.

Cullen assure avoir guéri plusieurs ulcères scrofuleux, en faisant prendre au malade quelques onces du suc exprimé des feuilles fraîches de tussilage.

Enfin, tous les auteurs s'accordent à re-connoître dans cette plante des propriétés éminemment toniques, alexitères (4o), bal-samiques, incisives, résolutives et minoratives (41), facultés infiniment précieuses dans les diverses modifications des maladies écrouelleuses.

Les observations suivantes tendent à appuyer cette proposition et à donner une idée du parti que l'on peut tirer de ce végétal injustement oublié, dans les divers degrés de cette maladie.

§ III.

Observations sur l'utilité des feuilles et des racines de Tussilage dans les affections scrofuleuses et sur les ulcères anciens et de mauvais caractère.

PREMIÈRE OBSERVATION (42).

Lors de mon séjour en Toscane, il y a quatorze ans, une femme de trente ans, nommée Elisabeth Cantine, habitant la piéve de Sainte-Luce, située dans la Maremme (43), à peu de distance de Livourne, vint à l'hôpital de Sainte-Claire de Pise. Cette femme étoit cruellement tourmentée d'ulcères scrofuleux : elle m'assura n'avoir point été atteinte de cette infirmité dans son enfance, ni dans sa première jeunesse, et que son père et sa mère n'en avoient jamais été attaqués; mais qu'il y avoit cinq ans qu'elle en avoit éprouvé les premiers symptômes.

Depuis cette époque, presque tout le système glanduleux de la région supérieure du thorax étoit devenu scrofuleux. Ces glandes s'étoient successivement gonflées, ouvertes et ulcérées; quand les unes se guérissoient, les autres se r'ouvroient et distilloient un pus de la plus mauvaise qualité. Enfin, le mal étoit venu au point de réduire cette infortunée à l'état le plus déplorable et le plus dégoûtant.

Indépendamment de l'insomnie, de l'inappétence (44), et d'une fièvre continue dont les rémittences (45) étoient à peine sensibles; de chaque côté du col, sur chaque épaule, sous chaque aisselle, sous chaque sein, sur le cartilage xiphoïde, étoient autant de crevasses ou ulcères blanchâtres, livides, et baveux au milieu, dont les bords élevés en bourrelet étoient enflammés, d'un rouge vif; ils distilloient une matière ichoreuse (46), dont tout le bas du corps étoit inondé : elle avoit sur chaque joue cette plaque rouge, que l'on remarque chez les poitrinaires.

L'ulcère du milieu de la poitrine, entr'autres, qui avoit plus de deux pouces de dia-
mètre, laissoit le sternum (47) à découvert
dans la circonférence d'un écu de six francs.

Après avoir épuisé toutes les ressources
de l'art, M. Ranieri Comandoli, mon collègue, fut d'avis, d'après le conseil de Cullen (48), de lui faire prendre tous les matins
à jeun la décoction de huit onces de feuilles
de tussilage sèches bouillies dans deux livres
d'eau, jusqu'à la réduction à dix onces de
décoction, en faisant observer à la malade
un régime approprié.

Dès le troisième jour, je crus m'apercevoir que la vivacité des bourelets de quelques ulcères étoit amortie, que la matière de
l'écoulement étoit plus louable et moins abondante.

Le sixième jour, le mieux étoit manifeste;
la matière de l'écoulement sanieux avoit acquis une meilleure qualité.

Le sommeil dont la malade étoit privée
depuis bien long-temps avoit reparu. Le rouge
vif des joues commençoit à s'éteindre, la
fièvre étoit sensiblement diminuée, la ma-

lade se plaignoit seulement de coliques ins-
tantanées et d'un peu de diarrhée.

Les neuf ulcères pansés exactement matin
et soir, avec la charpie seule, prirent de jour
en jour un meilleur aspect, et finirent par se
cicatriser au bout de quinze jours. Le sommeil
étoit bon, l'appétit se faisoit sentir, en un mot
la malade n'étoit pas reconnoissable, et se
trouvoit fort bien.

Mon collègue, doutant que cette amélioration fût l'effet du tussilage, pensa qu'elle pouvoit être l'ouvrage des seules forces vitales.

Quant à moi, je soupçonnai que cette
plante pouvoit avoir beaucoup de part à un
changement aussi prompt et aussi sensible.

Pour nous en assurer, nous nous déci-
dâmes à cesser subitement l'usage de la décoction de tussilage.

La suite ne tarda pas à fournir un second
argument en faveur de la plante dont il s'agit.

Je ne manquois pas d'examiner matin et
soir toutes les cicatrices de la malade avec la
plus scrupuleuse attention.

Au bout de dix jours de la cessation du
traitement, je m'aperçus que la cicatrice du
sein gauche étoit un peu enflammée et gon-

flée; la malade y éprouvoit de la douleur. Dès le lendemain, une des extrémités de cette cicatrice commença à distiller une sérosité qui devint bientôt de la même couleur, de la même consistance qu'auparavant. Nouvelle inflammation aux cicatrices de l'aisselle gauche, et successivement à toutes les autres qui devinrent douloureuses. Insomnie nouvelle, pouls fébrile, suppression des évacuations alvines (49).

Dès que nous vîmes l'appareil de tous les symptômes précédens bien clairement développé, nous recommençâmes le traitement avec le tussilage.

Dès le lendemain, les évacuations alvines se renouvellent avec modération, les douleurs diminuent de nouveau, la plaie du sein gauche se referme complétement au bout de quelques jours. Enfin, après huit jours de la reprise du traitement, la malade se trouve assez bien pour retourner chez elle.

Il est probable que si, malgré nos recommandations, elle n'a pas long-temps continué le traitement dont il s'agit, sa disposition naturelle, le mauvais air de son pays natal, etc. n'auront pas tardé à causer une rechute semblable à celle dont nous avons été témoins.

A mon retour en France, j'ai renouvelé mes essais; voici quelques résultats de l'emploi du tussilage.

IIe OBSERVATION.

Le jeune Guillaume Rivard, demeurant chez son père, rue du faubourg Saint-Denis, n.° 19, âgé de dix ans, eut une petite rougeur au coude qui se tuméfia peu à peu. Au bout de deux ans, l'avant-bras étoit d'un volume monstrueux. Un ulcère fongueux (50), situé à la partie interne du coude, distilloit une matière purulente de la plus mauvaise qualité. L'articulation cubitale (51) étoit ankilosée (52) et exostosée (53).

Le 15 avril, je prescrivis l'usage de la décoction de tussilage, de la manière que je l'ai indiqué ci-dessus; matin et soir je fis prendre une pilule de l'extrait de cette plante, du poids de quatre grains, et sur le bras malade on appliqua un cataplasme de mie de pain, fait avec le marc de cette même décoction; bain local dans une lessive légère de cendres gravelées; régime analeptique.

Le 28 novembre suivant, l'enfant avoit

recouvré le mouvement de l'articulation cubitale, l'exostose avoit disparu, le bras n'étoit plus tuméfié, l'ulcère étoit presque cicatrisé, et n'offroit plus qu'un petit pore d'où sortoit de temps en temps une légère humidité.

IIIe OBSERVATION.

Le petit Després, âgé de six ans, rue St.-Honoré, n.° 1362, conçu pendant la menstruation, éprouve à treize mois une fièvre putride qui se termine par une éruption dartreuse et purulente sur tout le corps. Dix-huit mois après, elle est remplacée par un œdème général (54), hémorragies nasales (55) fréquentes, pendant six à sept heures de suite. Il y a deux ans, tumeur ulcérée à la joue, larges tumeurs à la colonne vertébrale (56). Autre tumeur de plus de six pouces de long, sur trois de large à la cuisse ; une autre à l'humerus (57) gauche, à l'avant-bras du même côté : tumeur ulcérée sous le sein gauche, deux tumeurs à l'os sacrum (58) de quatre pouces de large, toute la face gonflée, rouge, bourgeonnée. Tuméfaction considérable des parotides (59) droites, qui re-

jettent la tête de côté, et détruisent tout mouvement du col que l'on est obligé de soutenir
avec un collier de fer-blanc.

Ulcère au tendon d'Achille, peine extrême
à marcher.

L'état de toutes les plaies s'améliore d'une
manière sensible dans les premiers huit jours
que l'enfant est soumis au seul traitement du
tussilage en extrait, et en décoction d'intensité graduée selon les forces du malade.

Les ulcères pansés avec des cataplasmes
de feuilles de tussilage fraîches, et hachées
comme des épinards, et constamment hu-
mectés, se sont cicatrisés; et quand le malade a été en état de se soutenir j'ai joint de
temps en temps à cette décoction le sirop de
Belet et le sirop anti-scorbutique, d'abord al-
ternativement, ensuite en partie égale de
l'un et de l'autre.

Aujourd'hui, l'enfant a repris la majeure
partie de l'agilité propre à son âge, la tête
est redressée, le col a repris son mouvement; mais il s'en faut beaucoup qu'il soit
radicalement guéri. Il lui reste une plaie au
côté, d'où découle de temps en temps beaucoup de matière purulente.

IV.ᵉ OBSERVATION.

Le comité médical de consultations gratuites du dixième arrondissement, qui à ma prière a employé le traitement *tussilaginé*, en a obtenu plusieurs effets intéressans. Il me fit voir, l'an dernier, un enfant guéri complétement par ce moyen. D'après le rapport que voulut bien me faire M. le docteur Menuret, un des membres zélés de cette savante assemblée, il paraît que l'enfant qu'il me fit voir avoit eu l'articulation du coude d'un volume prodigieux, et percée de quatre à cinq ulcères, d'où étoient sortis plusieurs fragmens d'os cariés.

M. Gaultier-Claubri, praticien respectable et zélé pour les progrès de l'art, a fait à ma prière plusieurs essais de ce genre ; je lui suis redevable des quatre observations suivantes.

V.ᵉ OBSERVATION.

La petite Legros, âgée de sept ans, avoit une tumeur scrofuleuse au pied droit, tout près de la malléole externe. M. Gaultier lui a successivement prescrit l'extrait de tussilage, depuis huit grains jusqu'à demi-gros chaque jour.

Au moyen d'un cataplasme de tussilage, renouvelé trois fois dans les vingt-quatre heures, le dépôt s'est formé et s'est ouvert de lui-même le dix-septième jour. Le cataplasme a été continué jusqu'au quarante-cinquième; la tumeur étoit totalement fondue, la cicatrisation consolidée étoit parfaite le quatre-vingt-septième jour. Pour prévenir toute récidive, la malade continue depuis neuf mois l'extrait de tussilage à la dose de douze grains par jour, avec un verre de tisane faite avec les feuilles de cette plante (60).

VIe OBSERVATION.

Le petit Noël, âgé de cinq ans, avoit un dépôt scrofuleux au pied droit, et une tumeur très-considérable au bras gauche, à peu de distance de son articulation avec l'avant-bras; trois cataplasmes par jour de feuilles de tussilage, hachées et cuites comme des épinards; l'extrait de tussilage commencé par la dose de trois grains par jour, et augmenté jusqu'à vingt, ont terminé la maladie dans l'espace de sept mois. L'enfant continue l'usage de l'extrait à la dose de huit grains par jour.

Comme la diathèse (61) scrofuleuse est souvent plus rebelle au traitement du tussilage, lorsqu'elle affecte le système glanduleux, que lorsqu'elle est fixée seulement dans la cellulaire ou dans les premières lames musculaires; il est quelquefois nécessaire d'y associer des moyens plus actifs, comme le prouve le fait suivant:

VII.ᵉ OBSERVATION.

Un enfant de six ans, qui avait les glandes du col affectées de scrofules, n'a reçu aucun soulagement de l'extrait ni des cataplasmes de tussilage (62), quoiqu'employés avec beaucoup d'exactitude pendant huit mois consécutifs. M. Gaultier Claubri ajouta le savon de starkei (63) à l'extrait de tussilage. Quinze à dix-huit jours après, une des glandes s'est phlogosée (enflammée), est tombée en suppuration, et toutes les autres glandes se sont fondues au bout de cinq mois de ce traitement.

VIIIe OBSERVATION.

Un enfant de huit à neuf ans avoit plusieurs dépôts scrofuleux à la main droite, et
des glandes engorgées au col. Les cataplasmes
de tussilage, quoique mal faits et mal administrés, ont opéré la fonte des duretés de la
main, et plusieurs cicatrices se sont faites.

On a ajouté l'usage de trois et quatre des
pilules suivantes par jour.

> ℞. Savon médicinal,
>   Extrait de genièvre,   } au ʒj.
>   Æthiops minéral,   }
> Mucil. arab. q. s. p° pilules de quatre grains.

La main a été très-bien guérie, mais les
glandes du col ont continué d'être engorgées.

Nous ferons connoître dans la suite les
moyens de résoudre les glandes endurcies :
ils manquent rarement leur effet, lorsqu'ils
sont sagement gradués et administrés avec
intelligence.

IXe OBSERVATION.

M. Villette, chirurgien zélé pour les progrès de l'art (64) et instruit par une longue
expérience, m'a communiqué le fait suivant:

« Mademoiselle de ***, âgée de douze ans, non réglée, avoit depuis trois ans des enge-lures ouvertes et suppurantes aux mains et aux pieds : tous les moyens curatifs avoient été infructueux. M. Villette reconnut que ces engelures étoient scrofuleuses ; il fit appliquer sur les ulcères des cataplasmes de feuilles de tussilage avec de la mie de pain et de l'eau dans chaque chopine de laquelle on avoit fait dis-soudre une once d'extrait gommeux de cette plante. La malade prenoit tous les jours , ma-tin et soir, une pilule de quatre grains d'ex-trait de tussilage , buvant par-dessus une tasse de décoction de cette même plante ; elle fut purgée de quinze en quinze jours avec les pi-lules de Belloste, au bout de quatre mois il obtint une guérison radicale. »

Pour prouver les effets de cette plante dans les diverses modifications des affections écrouelleuses, je l'ai administrée, d'après l'a-grément des chefs de l'hôpital Saint-Louis, à plusieurs enfans parvenus au dernier de-gré de cette maladie. Quelques-uns furent soulagés momentanément ; mais le dépérisse-ment et la désorganisation étoient parvenus à un trop haut degré : on remarqua seulement une augmentation fugitive des forces de la nature; mais celle-ci étoit trop épuisée pour pouvoir les maintenir.

X°. OBSERVATION,

Communiquée par M. Grand-Champ, ancien chirurgien en chef de l'hôpital de Lyon.

« Madame M..., âgée de trente-six ans, a
« eu plusieurs enfans qui sont morts en bas
« âge : il lui reste une fille âgée de douze ans,
« assez forte; mais son teint est décoloré et
« pâle. Cette dame portoit depuis cinq à six
« mois, à la partie moyenne latérale externe
« du col, une tumeur indolente, froide, sans
« altération de couleur à la peau, du volume
« d'un œuf de poule, et un peu aplatie.
« Cette tumeur lui étoit survenue sans acci-
« dens ou causes connues, si ce n'est un sim-
« ple retard dans le flux menstruel pendant
« un couple de mois, un an auparavant. Cette
« dame, d'un tempérament assez froid et
« humide, indolente, d'un caractère doux
« quoique sensible, avoit éprouvé, quelques

« années avant, une tumeur à peu près sem-
« blable au côté opposé du col, pour cause
« semblable présumée. La tumeur s'étoit in-
« sensiblement dissipée au bout de quelques
« mois par les seules forces de la nature et
« une application constante de coton cardé. »

« Cette fois-ci, la tumeur a résisté à l'appli-
« cation du coton et à plusieurs moyens in-
« diqués par diverses personnes et employés
« sans suite ni intelligence. Un homme de
« l'art lui conseilla l'usage des emplâtres fon-
« dans. Au bout d'un mois la tumeur rougit
« dans son milieu, devint un peu doulou-
« reuse : enfin, il se fit un amas de pus qui
« se fit jour par deux ouvertures. Extrême-
« ment indocile aux avis du praticien qui la
« traitoit, la malade se gouverna elle-même
« pendant deux mois en suivant les avis les
« plus contradictoires. La tumeur, quoique
« beaucoup diminuée de son premier volume,
« devint un ulcère fistuleux. C'est alors que
« je fus appelé. Je trouvai la tumeur presque
« entièrement dissipée ; mais les tégumens
« qui la recouvroient étoient décollés, vacil-
« lans, rouges, phlogosés, percés de deux
« ouvertures rondes; le tout dénué de cha-

« leur et ne faisant éprouver aucune dou-
« leur. »

« J'enlevai avec l'instrument tranchant
« tous ces tégumens dans la largeur d'un écu
« de trois livres. La malade éprouva peu de
« douleur ; le fond de l'ulcère étoit d'un
« rouge pâle : en un mot, il avoit tous les
« caractères d'un ulcère scrofuleux. »

« D'après l'avis et les observations de
« M. Bodard, mon collègue, j'employai inté-
« rieurement les pilules d'extrait de tussilage
« du poids de quatre grains chaque, au nom-
« bre de deux par jour. J'appliquai sur l'ul-
« cère le même extrait étendu sur une peau
« bordée d'onguent agglutinatif pour le main-
« tenir en place. »

« Au bout de huit jours j'aperçus plus de
« vivacité dans la malade. Les chairs, au lieu
« d'être indolentes, étoient devenues sensi-
« bles, d'un rouge vif, donnant un pus abon-
« dant et bien lié : enfin, au bout d'un mois,
« la cicatrice a été solidement établie, et la
« malade parfaitement guérie. Je ne doute
« pas que cette guérison assez prompte ne
« doive être attribuée à l'usage intérieur et
« extérieur de l'extrait de tussilage. »

Lorsque l'engorgement glandulaire est attaqué dans son principe, lorsqu'on peut surtout découvrir la cause qui l'a produit, il est
beaucoup plus facile à détruire, on peut
alors empêcher que la maladie ne prenne le
caractère d'indolence et d'inertie qui constitue essentiellement l'affection scrofuleuse. On
peut éviter, comme on va le voir dans l'observation suivante, les incisions, les opéra-
tions souvent prématurées qui laissent après
elles des traces désagréables.

XIe. OBSERVATION.

Au mois de mars de l'année 1808, je fus
consulté pour mademoiselle ***, agée de
quinze ans. Quoique grande, elle n'étoit pas
encore réglée; elle étoit d'une maigreur extrême, et avoit la lèvre supérieure très-grosse;
mélancolique, recherchant toujours l'occasion
d'être seule. Depuis dix-huit mois la glande
thyroïde s'était engorgée; elle avait autour du
cou plusieurs glandes vacillantes de la grosseur d'une forte aveline.

Trois de ces glandes du côté droit avoient
fait des progrès si considérables qu'elles sur-
passoient chacune le volume d'un gros œuf

d'oie. Fortement adhérentes les unes avec les autres, elles formoient une masse irrégulière qui se prolongeoit jusqu'à la glande thyroïde laquelle étoit également engorgée; et elles se confondoient avec elle. Cette tumeur, dont le poids pouvoit être estimé à deux livres et qui augmentoit sensiblement d'un jour à l'autre, avoit une éminence plus saillante, dont le sommet rouge et amolli sembloit annoncer une prochaine suppuration.

Son chirurgien fut d'avis de procéder à l'extirpation ou au moins d'ouvrir la tumeur avec le bistouri. La jeune personne effrayée se refuse à l'un et à l'autre parti. Sa mère me l'amène le 23 mars 1808. Les réponses de la mère à toutes mes questions ne me donnant aucune idée sur la cause de cette tumeur, je questionnai la jeune malade; elle m'avoua, avec beaucoup de peine, que, depuis environ dix-huit mois elle étoit tourmentée et affoiblie par un écoulement qui d'abord avoit été blanc, mais qui actuellement étoit d'un jaune verdâtre, gommant le linge comme de l'amidon, accompagné de douleurs de reins, d'ardeurs d'urine et de démangeaisons insupportables à la vulve.

J'ordonnai de suite l'application de huit sangsues aux grandes levres, de fréquentes fomentations émollientes, des demi-lavemens de cerfeuil, de manne, de nymphea et de pavot blanc coupés avec moitié lait.

Je fis appliquer sur la tumeur un liniment résolutif couvert d'un cataplasme de feuilles de tussilage pilées crues avec un peu de miel.

Intérieurement, une décoction très-saturée de feuilles et de racines de cette plante à la dose d'une pinte par jour.

Matin et soir, deux pilules de quatre grains d'extrait gommeux de tussilage; régime analéptique, vin généreux; nourriture plutôt tirée du règne animal que du végétal.

Un léger minoratif tous les quinze jours.

Le lundi 28 mars, la tumeur du cou étoit sensiblement amollie, le volume étoit le même; les trois tumeurs, dont cette masse se composoit, devenues plus sensibles, étoient moins étroitement serrées les unes contre les autres. L'empâtement de la glande thyroïde n'étoit pas changé.

Les démangeaisons étoient totalement calmés, l'écoulement presque nul.

Au lieu de deux pilules tussilaginées, j'en prescris trois le matin et trois le soir. Continuation du reste du traitement.

Le lundi 4 avril, je ne fus pas peu surpris de trouver la tumeur diminuée de trois quarts. Je ne changeai rien au régime, si ce n'est l'addition de deux tasses d'eau de rhubarbe infusée à froid, avant et après le déjeûner.

Le 11 avril, les tumeurs avoient totalement disparu, la glande thyroïde seulement conservoit toujours un peu d'empâtement.

Je recommandai expressément de continuer l'usage des pilules tussilaginées et de la même tisane ; de faire appliquer quatre sangsues à la vulve à la fin de chaque mois, et un léger minoratif à cette époque, jusqu'au moment de la première apparition des règles, et de se borner à l'usage des pilules et de la même tisane pendant un an ou deux après cette époque.

Cette observation tend à confirmer la théorie que j'ai adoptée sur la nature des humeurs froides : cette théorie explique la promptitude avec laquelle les tumeurs dont je viens de parler ont disparu ; elle démontre combien il est important en général de découvrir la cause qui y a donné lieu et d'attaquer le mal aussitôt que les moindres symptômes donnent lieu de soupçonner sa présence. C'est le cas de rappeler cet adage du poète latin.

Principiis obsta : sero medicina paratur
Cùm mala per longas invaluere moras.

« Opposez-vous au mal avant qu'il s'enracine :
« Car souvent il rend nul l'art de la médecine. »

En effet, la malade avoit quinze ans, les démangeaisons insoutenables qu'elle n'avoit pu s'empêcher de satisfaire, formoient une cause mécanique qui avoit irrité et enflammé les membranes muqueuses du système de la matrice. Ces membranes étoient distendues, comme boursouflées, elles s'opposoient à la première éruption des règles, comme il arrive dans les premiers temps des phlegmasies de ces membranes à l'égard du catarrhe utérin où l'écoulement est peu considérable.

La lymphe du sang, je ne dirai pas superflu, mais comme égaré dans sa route en affectant d'aborder vers les parties supérieures, avoit distendu les capillaires des glandes du cou et produit les tumeurs dont nous avons parlé; mais elle ne s'y accumuloit sensible-

ment que depuis un mois. Cette lymphe n'a-
voit pas eu le temps de macérer, de détruire
ses propres vaisseaux et les vases adjacens;
ils n'avoient pas encore contracté le caractère de décomposition qui est le type essentiel de ce qu'on appelle *scrofules con-
firmées*.

Le vide que l'on a opéré aux régions inférieures par l'application des sangsues a utilement révulsé le matériel de la fluxion, et a
causé un commencement de détente; les topiques résolutifs ont favorisé l'exhalation des
humeurs susceptibles de s'échapper par la
voie du système transpirable de la peau; les
toniques employés à l'intérieur, le régime
analeptique ou fortifiant, ont remonté l'énergie organique, la phlegmasie utérine ou l'inflammation des organes accessoires de la matrice, cédant à l'usage des calmans appliqués
extérieurement, n'a plus causé les accidens
qui provoquoient l'émission d'une liqueur
précieuse; cette perte eût nécessairement
confirmé la diathèse scrofuleuse, et eût insensiblement entraîné la destruction de l'individu.

XII°. OBSERVATION.

Mademoiselle *** , cousine de la jeune personne qui fait l'objet de l'observation précédente, âgée de treize ans, avoit eu une petite vérole confluente à l'âge de huit ans; depuis cette époque ses yeux étoient toujours larmoyans, les paupières étoient habituellement enflammées.

A onze ans et demi, elle à une petite cloche blanche au petit doigt du pied droit : on y fait une incision, il en découle une eau rousse qui se convertit en matière purulente qui continue de couler pendant six semaines. Cet ulcère se cicatrise au moyen du cérat de Galien.

Six semaines après, enflure considérable de tout le coude-pied, laquelle se termine par un ulcère. Cet ulcère pendant trois mois a fourni une matière ichoreuse de très-mauvaise qualité.

Les amers, les anti-scorbutiques, les topiques appropriés ont été employés, l'ulcère s'est cicatrisé, mais il est remplacé par un second ulcère tout à côté du précédent, il suppure pendant quelque temps et finit par se cicatriser.

Le 27 avril 1807, on me fait appeler. Je trouve une croûte humide recouvrant un ulcère mal cicatrisé, placé au sommet de la malléole (cheville du pied) interne du pied droit. Cette malléole avoit acquis quatre fois le volume de l'état naturel. Cette tumeur, malgré les cataplasmes émolliens, grossissoit peu à peu depuis huit à dix jours. La mollesse de sa partie supérieure, son aspect, sa couleur, annonçoient l'ouverture prochaine d'un ulcère plus large que les précédens. Les deux paupières de chaque œil gonflées, enflammées, laissoient suinter constamment une liqueur jaune semblable à de la matière purulente, qui s'épaississoit au contact de l'air et ressembloit à une bouillie épaisse.

Les pediluves dans une forte décoction de racines de tussilage pendant une heure matin et soir, suivis d'embrocations d'huile saturée d'extrait gommeux de la même plante ; des pilules de quatre grains de cet extrait, d'abord au nombre de deux matin et soir, augmentées peu à peu jusqu'au nombre de six par jour, avec un petit verre à liqueur de teinture vineuse tussilaginée, quelques tablettes de tussilage dans le courant du jour ;

l'usage journalier d'une chopine de décoction très-forte de feuilles de tussilage, un régime plutôt animal que végétal, une ou deux purgations douces, un vessicatoire au bras : tous ces moyens exactement administrés ont procuré la disparition totale de tous les symptômes.

Au mois d'août 1807, les yeux étoient dans l'état naturel. La tumeur ulcérée de la malleole étoit solidement cicatrisée, le gonflement du coude-pied étoit entièrement disparu.

Je conseillai de faire usage des pilules et de la tisanne susdite jusqu'à l'âge de la puberté; mais la jeune personne, n'éprouvant plus rien, négligea cette précaution; elle resta huit mois sans rien faire pour sa santé.

On m'appelle le 26 avril 1808. La malade éprouve des étourdissemens, des feux à la tête, des coliques, défaut d'appétit, gonflement du talon droit, deux petits ulcères placés entre la malleole et le tendon d'Achille se communiquant l'un à l'autre par un clapier fistuleux et distillant une serosité blanchâtre.

Je prescris à l'instant l'application de six sangsues à la vulve; on ouvre le clapier avec un peu de pierre à cautère, une purgation jointe au traitement tussilaginé font complétement disparoître tous les accidens.

La malade se croit absolument guérie, et malgré mes recommandations et les instances de ses parens, elle oublie entièrement le régime que j'avois prescrit pour éviter les rechutes, elle se livre même avec excès au plaisir de la danse.

On me fait appeler le 21 mai 1808. Je trouve la malade atteinte d'un violent mal de gorge, la déglutition est singulièrement difficile et douloureuse, la face est bouffie et comme érésypélateuse, envies de vomir, gonflement monstrueux à toute la partie latérale droite de la tête, du cou s'étendant jusqu'à la clavicule droite.

J'ordonne encore l'application de six sangsues à la vulve, le lendemain je prescris un vomitif et par suite deux purgations; tous les symptômes disparoissent encore, elle n'a plus rien éprouvé au pied ci-devant affecté. Docile désormais à mes prescriptions, elle a continué le régime tussilaginé, les règles ont paru et depuis ce temps la jeune personne s'est fortifiée, elle jouissoit et jouit encore de tous les avantages du bel âge.

J'observerai en faveur des jeunes praticiens que lorsqu'il y a congestion sanguine ou
lymphathique à la tête ou à la poitrine, il est
infiniment dangereux de débuter par le vomitif. Les efforts du malade pour vomir en
déterminant davantage les fluides vers les
parties supérieures, peuvent causer des accidens très-graves et souvent irremédiables. Je
commence donc par assouplir le système vas-
culaire par une saignée dérivative à l'anus ou
aux grandes lèvres, ou sur le haut des cuisses,
ensuite je passe aux émétiques quand les symptômes gastriques en annoncent la nécessité.
Cette méthode, que je tiens d'un savant professeur, m'a réussi dans tous les temps, et
j'ai vu mille exemples funestes de la pratique
contraire.

XIII.ᵉ OBSERVATION.

*Engorgement glanduleux au sein guéri par
les évacuations utérines.*

Quoique le fait que nous allons rapporter
ne concerne pas les affections scrofuleuses,
il offre beaucoup d'analogie avec les autres
engorgemens; il démontre la singulière sym-

pathie des membranes muqueuses de la matrice avec le système des mamelles. Les jeunes
praticiens y verront peut-être avec plaisir
qu'il est des cas où on ne doit pas trop se
hâter d'extirper certaines glandes, et combien il est important d'approfondir la cause
de leur engorgement.

Madame Druyer-Dupointé, demeurant au
boulevard du Mont-Parnasse, ancien numéro 1605, âgée de cinquante-un ans (a),
grande, de complexion robuste, mais très-
sensible, ayant eu plusieurs fausses couches,
n'avoit plus de règles depuis un an. Elle
éprouve un engorgement glanduleux au sein
droit, son chirurgien y applique un emplâtre
fondant trop actif, je crois que c'est l'onguent

(a) Quoique cette indisposition n'ait aucun rapport
avec le vice écrouelleux, comme il est relatif au système glandulaire, je profite de la permission que la
malade m'a donnée de la citer. Je regrette beaucoup
que la matière de la maladie, qui fait l'objet de cet
essai, ne me permette pas de citer les autres personnes qui font le sujet des autres observations relatives aux affections écrouelleuses, contre lesquelles
le préjugé est beaucoup plus exalté qu'elles ne mé-
ritent.

de cigüe dont la gomme ammoniaque est la base. Le sein se phlogose, cet état inflamma-toire dégénère en une érésipèle énorme qui s'étend avec rapidité à toute la région ab-dominale.

Elle consulte un autre chirurgien qui ob-serve qu'il est urgent d'extirper la glande, et qu'il ne répond pas du succès de l'opération si on diffère de la pratiquer. On la fixe pour le lendemain. Cette décision cause une telle épouvante à la malade que ses forces l'aban-donnent, elle tombe en syncope; on la met au lit; la fièvre s'allume, une sueur abon-dante succède accompagnée d'une hémorra-gie utérine qui continue toute la nuit; le len-demain matin la glande du sein étoit totale-ment disparue, et l'opération n'eut pas lieu.

Au bout de deux mois la glande du sein reparoît accompagnée de douleurs lancinantes continuelles qui la privent du sommeil.

On m'envoie chercher le 7 décembre 1801. D'après le récit des événemens antérieurs je vis clairement le chemin que la nature m'a-voit tracé. J'ordonne l'application de huit sangsues à la vulve; à mesure que le sang couloit la malade sentoit ses douleurs diminuer. Quand l'opération fut terminée, la glande cessa non seulement de lui causer de la douleur, mais encore elle étoit devenue flasque et à peu près semblable à un petit sac vide.

Outre le régime convenable, je prescrivis l'application de sept sangsues au bout du mois également aux grandes lèvres, j'en ordonnai six à la fin du second mois, cinq pour la fin du troisième, et ainsi de suite toujours en diminuant jusqu'à zéro.

Dès le troisième jour de la première évacuation sanguine, la glande étoit totalement disparue; et elle a toujours joui jusqu'à ce jour (8 juillet 1815) d'une excellente santé.

XIV.ᵉ OBSERVATION,

Lue à la société de médecine pratique, le 5 août 1808, rapportée dans le Journal de Médecine pratique *sous la date du 15 septembre 1808.*

Le 19 décembre 1803, on m'amène une jeune fille âgée de six ans et demi, d'un tempérament frêle, délicat, ayant le teint blême, émaciation générale, peau aride, inappétence, insomnie, mélancolie insurmontable ; elle avoit depuis un mois une tumeur à la malléole interne de la jambe gauche ; elle avoit eu auparavant des gonflemens aux parotides et des ulcères derrière les oreilles qui s'étoient dissipés au moyen des cataplasmes de farine de graine de lin.

Cette tumeur du pied, sans l'empêcher de marcher, étoit rouge, douloureuse au toucher et moëlleuse au sommet, tandis que sa base ferme et solide sembloit contenir une matière inerte et décomposée ; il y avoit plusieurs amas glanduleux au poignet du bras gauche.

Je prescris deux onces de feuilles de tussilage sèches, bouillies dans une pinte d'eau réduite à chopine, à boire chaque jour. Cataplasme de moitié feuilles de tussilage et de mauve avec mie de pain sur la tumeur. Régime fortifiant.

Le 23 décembre, minoratif doux, matin et soir une pilule de quatre grains d'extrait gommeux de tussilage.

Le 25 décembre, quelques gouttes d'extrait de Saturne dans le cataplasme. Un vessicatoire au bras gauche.

Le 30 décembre, diminution de la tumeur du pied.

Matin et soir, augmentation d'une pilule d'extrait de tussilage, liniment résolutif sur la tumeur, décoction plus concentrée de feuilles de tussilage en boisson.

5 janvier 1804, amollissement de la tumeur à sa base.

11 janvier, minoratif doux, même régime, un verre à liqueur de teinture vineuse de tussilage au dessert.

16 janvier, la tumeur du pied est plus moëlleuse, le teint est plus coloré, retour du sommeil et de l'appétit.

26 janvier, application d'onguent mucilagineux sur la tumeur du pied.

7 février, la tumeur se phlogose, ainsi que l'oreille droite. Je fais abandonner l'onguent mucilagineux pour retourner au liniment résolutif.

13 février, ulcération de la tumeur du pied, amélioration de l'oreille droite, j'emploie un cataplasme de feuilles crues de tussilage pilées avec du miel, même traitement tussilaginé.

20 février, disparition des glandes du poi-

gnet; continuation de la teinture vineuse au dessert.

Je m'aperçois que la malléole affectée est exostosée, ce que je n'avois pu voir auparavant à raison de la tuméfaction et de la dureté qu'avoient acquise les muscles et les tégumens.

1er. mai, cicatrisation parfaite de l'ulcère de la tumeur; j'ordonne des frictions avec l'onguent napolitain sur l'exostose, l'usage d'eau rouillée dans laquelle on laisse infuser à froid un bâton de canelle.

Purgation douce; trois jours après on commence à diminuer insensiblement le vessicatoire. Je prescris des brodequins pour redresser le pied qui étoit contrefait.

Le 4 juin, le pied malade est redressé, l'exostose est sensiblement diminuée.

Le 1er. août 1804, l'exostose est absolument dissipée. La jeune personne a repris de la fraîcheur, de l'appétit, du sommeil; elle jouit aujourd'hui d'une parfaite santé.

XV.ᵉ OBSERVATION.

Le 13 avril de l'année dernière, on me présenta mademoiselle ***, grande, bien faite, âgée de quatorze ans; elle n'étoit point en-

core réglée. Quatre mois auparavant, il lui
étoit survenu une légère tumeur au-dessus
de l'oreille droite; cette tumeur avoit pris
un tel accroissement, qu'elle s'étendoit le
long du muscle masseter. Elle avoit au moins
quatre pouces de longueur sur deux de
large, et un pouce et demi de saillie. J'évaluai
son poids à environ une livre et demie. Cette
masse sarcomateuse (charnue), étoit composée de l'aggrégation de quatre sarcomes
(masses charnues), étroitement unis ensemble; l'un d'eux de la grosseur d'un œuf d'oie,
présentoit une éminence molle, rouge, et
menaçoit de bientôt tomber en suppuration.
Le teint étoit blême, altéré, comme si elle
eût passé plusieurs nuits sans dormir. Atteinte
d'une mélancolie continuelle, elle cherchoit
constamment à être seule. J'appris de sa
tante, qui me la présenta, que sa mère étoit
morte d'une affection de poitrine, à l'âge de
vingt-huit ans; son père étoit mort d'un
rhumatisme goutteux à trente-cinq. Elle habitoit une pension dont les murs très-élevés,
s'opposoient à la libre circulation de l'air.

Le 13 avril, je fis appliquer six sangsues
à la vulve. Je prescris une tisane de racines

de tussilage, à la dose d'une once bouillie dans une pinte d'eau réduite à chopine; l'usage des pilules antiscorbutiques, n.° 1, dont on verra la prescription à la fin de cet opuscule. J'augmentai progressivement le nombre de ces mêmes pilules; liniment résolutif sur les tumeurs, frictions sèches sur tout le corps, et je fis transférer la malade dans une habitation saine et aérée.

Le 18 avril, je fis oindre la tumeur avec l'onguent napolitain; le 27 et le 28, je m'aperçois que ce médicament tend à phlogoser la tumeur, j'y substitue le liniment résolutif que je fais recouvrir d'un cataplasme de racines de tussilage fraîches, bouillies avec de la mie de pain.

Le 12 mai 1808, diminution sensible dans la tumeur. La malade est moins triste, elle admet de temps en temps le sourire sur ses lèvres, ce qui ne lui arrivoit jamais; je porte le nombre des pilules à trois le matin et trois le soir.

Le 16 mai, les sarcomes commencent à s'ébranler et à se détacher les uns des autres, je prescris quatre pilules le matin, quatre pilules le soir, une pilule d'aloès au moment du sommeil : l'eau rouillée aux repas, un verre à liqueur de teinture vineuse tussilaginée à dessert; ensuite une purgation douce.

Jeudi 19 mai, même amélioration. Usage d'excellent vin vieux de Bourgogne, deux pilules d'aloès au lieu d'une le soir; pédiluves animés d'acide muriatique avant l'heure du sommeil.

Lundi 23 mai, retour de la gaîté, amélioration du teint, diminution remarquable dans les tumeurs.

On administre trois petits verres à liqueur de teinture vineuse de tussilage par jour. Je fais appliquer pendant le jour sur la glande thyroïde qui est toujours un peu tuméfiée, un sachet rempli de partie égale de sel marin et de sel ammoniac, on continue le liniment résolutif pendant la nuit.

Enfin, aujourd'hui la jeune personne n'a plus de vestige de tumeur, elle est gaie, s'amuse aux plaisirs de son âge; on ne diroit pas, en voyant sa fraîcheur, qu'elle ait été jamais malade.

Relativement aux cataplasmes de mie de pain, dont il est question dans cette observation, j'ai remarqué depuis plusieurs années

que les pâtes féculentes de pommes de terre
inventées par madame Chauveau, perfection-
nées par M. Dufour , sont de beaucoup préfé-
rables aux cataplasmes de mie de pain et de
graine de lin, en ce que ceux-ci ont l'inconvénient de se sécher aux bords et d'adhérer aux
chairs vives, tandis que les pâtes féculentes,
dont il s'agit, ne s'attachent pas et se main-
tiennent fraîches pendant très-long-temps (66).

J'ajouterai une autre observation, qui peut
être utile à ceux qui sont dans le cas de traiter les affections scrofuleuses, c'est que les
onctions avec l'onguent napolitain sur les tumeurs carcinomateuses provenantes d'un vice
scrofuleux, au lieu de procurer une résolution
simple, occasionnent presque toujours une
inflammation qui oblige à en cesser l'usage ;
mais je dirai avec la même vérité, que dans
tout le cours de ma pratique je n'ai pas trouvé
de médicament plus efficace pour résoudre
les exostoses provenans du vice dont il s'agit.

XVI.e OBSERVATION.

Mademoiselle C***, rue des Prouvaires,
âgée de vingt ans, née d'une mère morte
de la poitrine à l'âge de trente-deux ans, et

d'un père atteint d'un reliquat vénérien lorsqu'elle fut conçue, fut couverte, à l'âge de
cinq ans, de dartres qui dégénéroient en ulcères toujours renaissans sur toutes les parties du corps, et particulièrement aux cuisses
et aux jambes.

A l'âge de sept ans, vaste ulcère indolent
au-dessus de l'os sacrum, qui a suppuré pendant dix-huit mois : elle éprouva pendant
tout ce temps une ophtalmie rebelle.

A douze ans, glandes nombreuses au col,
qui se sont ulcérées et se sont succédées jusqu'au 15 juillet 1808, qu'elle vint me consulter.

A cette époque, les évacuations menstruelles étoient si mal établies, qu'elle étoit
quelquefois trois mois sans rien voir. La
figure, toute la surface du corps et des membres sans exception, étoit couverte d'une
éruption dartreuse, dont l'aspect faisoit horreur. Cet état hideux duroit depuis un an.

De chaque côté du cou, étoient des masses
de glandes groupées ensemble, formant un
volume estimé du poids de deux livres.

A la clavicule droite, étoient trois glandes
d'une dûreté extrême, chacune d'elle étoit
de la grosseur d'un œuf de poule.

Je fis poser les sangsues à la vulve à trois reprises différentes. Je la purgeai plusieurs fois, et la soumis au traitement tussilaginé à peu près semblable à celui de l'observation précédente. Ces moyens ont insensiblement fait pâlir l'éruption boutonneuse et farineuse qui lui couvroit tout le corps, le teint couperosé, écailleux et farineux a repris peu à peu la couleur naturelle; toutes les glandes se sont dissipées, les évacuations menstruelles ont adopté une marche régulière; elle a aujourd'hui un teint de lis et de rose, on ne soupçonnerait jamais qu'elle a été atteinte de cette maladie.

XVII.ᵉ OBSERVATION.

Le jeune homme qui fait l'objet de cette observation, est né d'un père fort et vigoureux; sa mère est morte à la suite d'une affection de poitrine.

En 1805 (il avoit alors douze ans), on me consulta sur une petite excroissance charnue qu'il avoit sur la seconde phalange du doigt du milieu de la main droite, et à laquelle on ne faisoit pas beaucoup d'attention. J'avertis la famille qu'il falloit s'occuper de résoudre cette excroissance. Elle n'étoit pas plus grosse qu'une lentille : je prescrivis un régime approprié. J'avois trouvé que cette espèce de végétation n'avoit point la consistance ni la contexture d'une verrue, mais qu'elle portoit un caractère scrofuleux. Le malade habitoit un département éloigné. A mon retour à Paris, en 1807, on m'écrivit que la tumeur avoit pris un tel accroissement, que les médecins et les chirurgiens du pays pensoient qu'il n'y avoit pas d'autre parti à prendre que de procéder promptement à l'amputation, afin d'empêcher que la tumeur ne s'étendît jusques sur le métacarpe. Je répondis que je ne pouvois rien dire que je n'eusse vu le sujet. Aussitôt son père prend la poste et m'amène son fils à Paris. Le doigt du milieu présentoit un osteo-sarcome (67) monstrueux. Je voulus d'autant moins prendre sur moi de décider si on procéderoit ou non à l'amputation que le père du malade m'avoit dit, que le frère du jeune homme avoit succombé après l'amputation de l'orteil d'un pied, atteint du même mal. Réuni en consultation à l'Hôtel des Invalides, chez M. Sabbatier, avec MM. Andral, de Bienville et Villette, on fut d'avis que M. Sabbatier procéderoit à l'amputation chez moi, le 23 juillet 1807, c'est-à-dire dès le surlendemain de la conférence. *Il n'y a pas*, disoit-on, *de temps à perdre, et si la tumeur gagne le métacarpe, il faudra couper le poignet.* Je passe avec M. Sabbatier dans son cabinet particulier, pour lui donner mon adresse; là je lui observai, en tête-à-tête, que je croyois du danger à faire l'amputation sans avoir préparé le malade de manière à ne pas avoir à craindre l'accident arrivé à son frère, j'insistai sur la nécessité de rectifier le plus possible la diathèse des humeurs; je tenois d'autant plus à cette précaution, que le père, obligé de repartir promptement pour sa terre, située dans le midi, et confiant absolument à mes soins son fils unique à Paris, je devenois responsable de son existence. M. Sabbatier communique ma réflexion à MM. les membres de la consultation, et on arrête que je préparerai le malade pendant quinze jours chez moi.

Je lui fais avaler moi-même les médicamens pour être plus sûr de mon fait. Intérieurement deux purgations à intervalles convenables. Les pilules antiscorbutiques, n.° 1, tisane de racine de tussilage très-chargée, la teinture vineuse de cette même plante; extérieurement, liniment résolutif assiduement renouvellé matin et soir. Trois jours avant l'époque fixée pour l'opération, le malade voyant la peau de la tumeur se rider, et un commencement de détente dans la masse osteo-sarcomateuse, me pria d'écrire à M. Sabbatier de remettre l'opération à quinze jours plus tard. Je continuai le traitement pendant quinze autres jours, la tumeur étoit sensiblement diminuée, je remarquai un commencement de flexion dans les diverses articulations du doigt, je priai M. Sabbatier d'ajourner l'opération à un temps illimité. Je continuai les mêmes moyens, au bout de six semaines les tégumens sarcomateux étoient assouplis à un point qui passoit mes espérances, mais les phalanges restoient exostosées et soudées à leurs articulations respectives. J'attaquai ces exostoses avec l'onguent napolitain, j'augmentai peu à peu l'activité des moyens intérieurs, et au bout de cinq mois je renvoyai le jeune homme à la terre de son père, ayant le doigt flexible, presque dans son état naturel, avec injonction de continuer encore quelques mois les' moyens intérieurs, afin d'éviter toute récidive.

XVIII.ᵉ OBSERVATION.

Le fait suivant prouve le danger des nourrices mercenaires, démontre les propriétés résolutives du tussilage dans les engorgemens mêmes qui ne sont pas dirigés sur les glandes, mais qui se manifestent sur les tendons et sur les muscles.

M. D.....es, âgé de vingt-deux ans, de taille très-grande, a été allaité pendant six mois par une nourricé qui devint grosse au bout de deux mois de cet allaitement. Depuis son enfance, il a eu des dartres vives très-cuisantes, qui ont successivement disparu et reparu en diverses parties du corps. Vers la mi-juin 1809, deux accès de fièvre de douze heures chacun, au lieu d'être terminés par la sueur, sont suivis d'une douleur vive avec tuméfaction monstrueuse du genou droit. Un médecin lui fait prendre trois bains entiers. On applique onze sangsues sur le genou malade, et après l'opération on y pose deux larges vésicatoires, qui causent des douleurs atroces, et augmentent la tuméfaction du genou.

Appelé le 30 juillet 1809, je trouve le malade en proie à des douleurs inouies; prostration générale, face blême, émaciée, fièvrelente, pouls misérable, les yeux éteints. Le genou quatre fois plus gros que dans l'état naturel, l'articulation de ce genou comme soudée.

Je le soumets au traitement tussilaginé, c'est-à-dire pilules d'extrait gommo-résineux de tussilage, décoction très-rapprochée de ses feuilles en tisane, édulcorée avec sirop de quinquina.

Cataplasme de ces feuilles crues, pilées, avec du miel, après avoir oint le genou avec le baume tranquille, pilules calmantes.

Le 12 août, nuit plus calme, moins de douleurs.

Le 13, la peau du genou blanchit et se crispe au lieu de rester distendue au dernier degré et luisante.

Le 14, diminution de la tumeur, cessation complète de la douleur.

Le 16 août, je convoque en consultation MM. de Bienville, Giraudy et Alibert, afin de les rendre témoins du fait. Ils déclarent, d'après l'état où la famille dit avoir vu le malade, qu'il y a dans le genou un travail sa-lutaire, annonçant une amélioration ulté-rieure.

En effet, il y avoit commencement de mouvement dans l'articulation; la rotule com-mençoit à se dessiner et à se mouvoir un peu. Les tégumens blanchis se fronçoient et se ri-doient de plus en plus. Il n'y avoit point de douleur, plus d'inappétence, le coloris de la face commençoit à renaître.

On conclut à l'unanimité à la continuation du traitement tussilaginé.

Le 18 août, tout le genou se couvre de phlyctènes critiques remplis d'une sérosité limpide, causant des cuissons insoutenables.

Je fais remplacer le cataplasme de tussilage par des compresses constamment imbibées d'eau de guimauve, qui favorisent l'issue de cette sérosité; après trois purgations renou-velées à distances convenables, je fais ajouter un peu d'extrait de saturne dans l'eau de gui-mauve. Je fais adopter un régime fortifiant.

L'amélioration se soutient de jour en jour, les forces renaissent insensiblement. Le malade va à la campagne, d'où il revient au bout d'un mois, bien rétabli.

XIXe OBSERVATION.

Mademoiselle H...ie, demeurant rue Basse-d'Orléans, âgée de seize ans, est née d'une mère qui, pendant sa grossesse, avoit éprouvé les plus vives angoisses dans le temps de la terreur; elles avoient été renouvellées plusieurs fois pendant qu'elle avoit allaité la jeune personne dont il s'agit.

Jusqu'à l'âge de dix ans, mademoiselle H...ie n'avoit éprouvé aucune incommodité; mais à cette époque plusieurs glandes se sont engorgées autour du col : elles ont éclaté successivement, et jeté une grande quantité de matière ichoreuse et purulente.

Elle vint me trouver le 17 juillet 1807; elle avoit la face couperosée, écailleuse, parsemée de milliers de petits boutons, se renouvellant sans cesse. Le pus que ces exanthèmes distilloient desséché par le contact de l'air, formoit de larges plaques crouteuses dont les interstices étoient d'un rouge vif; en un mot, elle portoit une espèce de masque qui faisoit horreur.

A l'angle maxillaire gauche étoit une glande
à demi-cicatrisée qui formoit un ulcère sanieux, dont les lèvres étoient livides; plusieurs glandes autour du cou de la grosseur
d'œufs de pigeon, menaçoient de tomber
également en suppuration. Au-dessus de l'angle de la mâchoire droite, on remarquoit une
cicatrice longue de deux pouces, résultante
d'un large ulcère, dont les bords mal rappro-
chés, formoient une sorte de cordonnet élevé, luisant et frangé.

Quatre mois auparavant, quelques taches
au linge avoient indiqué le commencement
de l'éruption menstruelle, mais elle n'avoit
rien vu depuis. Elle éprouvoit des douleurs
au dos, aux reins, pesanteurs dans la matrice, un peu de fleurs blanches, étourdissemens, mélancolie, pouls petit et contracté.

Après avoir employé diverses préparations
tussilaginées, et un traitement analogue à
celui de la XV.ᵉ et de la XVI.ᵉ observation,
la face peu à peu s'est nétoyée, les glandes se
sont fondues, les ulcères se sont solidement
cicatrisés. Les cicatrices anciennes élevées et
frangées, touchées de temps en temps avec
le nitrate d'argent, ont été applanies, les

règles se sont établies aux époques convenables. La peau écailleuse et farineuse de diverses parties du corps, a repris le velouté
et le coloris naturels au bel âge, en un mot,
au bout de quatre mois de traitement, tous
les symptômes étoient disparus.

Au mois de mars dernier, 1814, lorsque
je donnois des soins à M. Mercier, membre
de l'Institut, (*) dans sa dernière maladie, madame son épouse, extrêmement zélée pour
le soulagement des indigens malades, me
communiqua plusieurs faits tendans à prouver l'utilité des feuilles du tussilage. Nous les
transcrirons ici tels que nous les avons écrits
sous sa dictée.

XXe OBSERVATION.

Marguerite Roger, épouse de Pierre La-
marche, étant nouvellement accouchée,
tombe dans un fossé rempli de neige et tellement profond, qu'on ne voyoit plus que
son chapeau ; cet accident lui causa une maladie qui dura pendant six ans. Pendant deux
ans elle n'a pu marcher qu'à l'aide de deux

(*) L'auteur du tableau de Paris et d'un grand nombre d'autres ouvrages.

béquilles : elle avoit plusieurs ulcères de mauvais caractère à la cuisse, et surtout à une
des deux jambes, dont on avoit jugé l'amputation nécessaire ; la malade s'oppose à cette
opération, en disant qu'elle aimeroit mieux
mourir. Un jour étant à prendre l'air sur le
seuil de sa porte, un naturaliste passe et l'in-
terroge sur la nature de son mal. Hélas! lui
répond-elle, j'attends la mort. A peine eut-il
vu les ulcères, qu'il demande une nape, part
sans dire autre chose, et revient avec un
énorme paquet de feuilles de tussilage ; il les
lave dans l'eau fraîche sans les essuyer, il les
applique sur les ulcères en recommandant de
les changer aussitôt que la malade éprouvera
de la douleur, et de boire chaque jour quelques tasses de décoction des feuilles de la
même plante, bouillies dans du lait, ou dans
de l'eau; au bout de six mois de ce régime,
la malade fut complètement guérie, elle a
vécu jusqu'à l'âge de soixante-cinq ans.

XXIe OBSERVATION.

Un cordonnier, demeurant rue Ferou,
âgé de quarante-cinq ans, avoit un dépôt considérable sous la cuisse depuis quinze jours ;
on y applique des feuilles entières de tussilage,

on lui fait prendre à toute boisson une décoction très-rapprochée de feuilles de la même
plante, l'ulcère s'améliore de jour à autre, au
bout de quinze jours il étoit presqu'entièrement cicatrisé.

XXII.ᵉ OBSERVATION.

Un boucher, nommé Colombel, rue du
Petit Lion, près Saint-Sulpice, âgé de cin-
quante-cinq ans, avoit eu la jambe cassée en
voulant assommer un bœuf; sa jambe, extraordinairement enflée, offroit un ulcère profond. Depuis un an on applique sur la plaie
des feuilles de tussilage trempées dans de l'eau
froide, il est presque guéri (mars 1814).

XXIII.ᵉ OBSERVATION.

Il y a trente-cinq ans, M. Machard, père de
madame Mercier, passant à la halle, voit
beaucoup de monde rassemblé pour être té-
moin de l'amputation du pied d'un fort de la
halle qui, depuis long-temps, y avoit un ulcère horrible. M. Machard pénètre dans la
foule, voit l'ulcère, va chercher une botte de
tussilage, il la broye et l'applique dans la cavité de l'ulcère, il recouvre le tout avec des
feuilles entières de la même plante fraîche, en

recommandant de renouveller le pansement matin et soir ; l'ulcère s'est détergé promptement, les chairs se sont renouvellées, enfin l'amélioration a été si rapide qu'au bout de six semaines la guérison étoit opérée sans laisser apercevoir de cicatrice. Madame Mercier ne dit pas si le malade fit usage de la décoction de feuilles de tussilage à l'intérieur, mais la chose est vraisemblable.

Quoique nous n'ayions pas été témoins de ces quatre guérisons, la moralité de la personne qui a bien voulu nous les communiquer nous permet d'autant moins de douter de leur authenticité que ces faits se rapportent avec ce que nous avons été à lieu d'observer dans plusieurs circonstances à peu près semblables.

D'ailleurs, si l'efficacité du tussilage est suffisamment démontrée contre les ulcères sanieux et inertes des sujets cacoétiques chez lesquels les forces vitales sont comme anéanties, ne peut-on pas en conclure *à fortiori* que cette plante est infiniment propre à seconder les efforts de la nature chez les sujets vigoureux, sains d'ailleurs et chez lesquels les ulcères ne sont que la suite de plaies, de

contusions et d'autres causes violentes et ac-
cidentelles.

Au reste, nous invitons nos confrères à renouveller les expériences et à nous transmettre les résultats; nous ne doutons pas qu'ils
n'en soient satisfaits, surtout si au traitement
externe ils ont soin de joindre un traitement
interne susceptible de rectifier la diathèse des
humeurs.

Le docteur Allen a probablement aussi retiré plusieurs avantages de la plante dont il
s'agit, puisqu'il s'exprime en ces termes :

« La décoction des feuilles de tussilage,
« prise intérieurement pendant long-temps,
« l'emporte sur tous les remèdes que l'on a
« connus jusqu'à présent pour guérir les
« écrouelles comme l'a prouvé le docteur
« Cullen. On peut voir ce qu'il en dit dans
« son *Traité anglais de la Médecine gymnas-*
« *tique*, p. 93 » (68)

Les rédacteurs du Dictionnaire botanique
et pharmaceutique ajoutent « que la racine
« du tussilage petasite est gommeuse, chaude,
« dessicative, rarefiante, atténuante, apéri-
« tive, vulnéraire, alexipharmaque, et qu'on
« la nomme par excellence la *racine de la*

« *peste*, à cause de ses vertus contraires au
« venin et à la maladie qu'elle chasse puissam-
« ment par les pores de la peau et par les
« sueurs. »

Conformément au précepte du père de la
médecine qui nous avertit de *ne pas croire
légèrement* (69). Nous n'admettrons point
dans toute leur étendue des opinions aussi
prononcées et qui annoncent un peu d'enthousiasme, nous nous contenterons de ré-
péter que les praticiens de tous les temps ont
reconnu le *tussilage farfara* et surtout le
tussilage petasite comme tonique, incisif,
résolutif, antisceptique, (70) et légèrement
purgatif.

Comme le *tussilago farfara*, d'après notre
expérience, réunit à peu de chose près les
mêmes propriétés que le *tussilage petasite*,
nous conseillons de préférence le premier,
parce qu'il croit partout en abondance ; le
petasite est plus rare, mais rien n'est plus
facile à propager.

Un coup d'œil rapide sur la théorie la plus
généralement adoptée des affections écrouelleuses (considérées toutefois sans aucune
complication d'un virus quelconque) suffira

pour faire connoître si cette plante peut être utile dans cette maladie.

§. IV.

Précis de la théorie des affections écrouel-leuses. (71)

Je m'écarterois des bornes que je me suis prescrites, si je rapportois l'opinion de tous les auteurs anciens et modernes, français et étrangers relativement à la nature du vice écrouelleux.

Les uns ont admis un principe acrimonieux, les autres ont supposé un acide particulier, d'autres ont admis des humeurs mélancoliques, une pituite dégénérée, etc., etc. Plusieurs enfin, engagés dans la métaphysique de la physiologie (72), ont reculé la difficulté sans la résoudre; mais la majeure partie des bons praticiens s'est accordée à reconnoître dans cette maladie un état d'atonie (73) primitive des solides et une altération sensible dans le système lymphatique et dans les liqueurs récrémentielles (74) provenant de l'impossibilité où ces solides se trouvent d'é-

laborer convenablement les substances élé-
mentaires et réparatrices.

Cette atonie paroît prouvée par l'âge des
sujets qui sont le plus fréquemment attaqués
des humeurs froides, par l'examen des circonstances antérieures ou actuelles, et par la
nature des moyens généraux et particuliers
les plus en usage contre cette maladie, qui
sont plus ou moins toniques, résolutifs ou
purgatifs : tels sont la teinture, l'élixir et la
poudre de Rotrou; les pilules de Valeriola,
de Grateloup, de Janin, de Faure, de Rou-
gères, de Noël, de l'Alouette; les bols accré-
dités par MM. Coste et Chappot; la poudre
de Dehaen, etc.

Telles sont même les méthodes indiquées
par plusieurs médecins distingués, MM. Gour-
saud, Majaut, Charmeton, Bordeu, Aken-
sie, Portal, Hébréard, Navier, Charmeil,
Salmade, et dans l'excellent ouvrage de
M. Baumes.

La plupart de ces remèdes ont pour base
diverses préparations martiales, mercurielles,
d'antimoine ou de zinc, ou bien différens sels
neutres, comme le sulfate de potasse (75),
de magnésie, de soude (76), de carbonate,

de potasse (77), d'ammoniaque (78), le muriate de Barite, le muriate calcaire, etc., etc.

Parmi les végétaux, on emploie la gen-
tiane, le kina, les feuilles, les racines de
houblon, en un mot, toutes les plantes qui
sont amères, et par conséquent toniques.
Quelques praticiens assurent même avoir employé utilement à l'intérieur l'infusion aqueuse
du bois de garou (79).

L'examen des sujets les plus exposés aux
humeurs froides, l'époque à laquelle elles se
développent, celles où elles disparoissent
quelquefois d'elles-mêmes, qui est l'âge de la
puberté, temps où la nature a assez d'énergie pour subjuguer son ennemi, toutes ces
circonstances semblent démontrer *qu'elles
dérivent essentiellement d'un état de faiblesse.*

En effet, les organes assimilateurs d'un enfant de quatre, cinq ou six ans, dans l'ordre
de la nature, sont infiniment délicats par
eux-mêmes, mais s'il est né de parens épui-
sés par de longues maladies, par les veilles,
par des travaux pénibles, par de vives affections de l'âme, par le libertinage, ou par
l'abus des plaisirs, on sent combien cette dé-

licatesse, qui tient à l'âge, doit être augmentée : or, elle le sera bien davantage si le lait de la nourrice est altéré par des alimens visqueux, farineux et grossiers, par une conduite peu régulière ou même par des frayeurs ou des chagrins cuisans.

Dès lors, l'enfant au lieu d'une liqueur douce, sucrée, onctueuse et prompte à se convertir en sa propre substance, ne reçoit que des sucs imparfaits, plutôt séreux (80) que laiteux, prompts à s'aigrir, et d'autant plus disposés à s'épaissir, qu'ils sont reçus dans des vaisseaux trop affoiblis pour corriger l'imperfection de ce fluide. Il obstrue insensiblement les couloirs délicats du système lymphatique, et surtout du système glandulaire, dont les fibrilles sont prodigieusement déliées et peu susceptibles de mouvement (81). Arrêtée dans son trajet, cette lymphe s'y dénature de plus en plus, corrode et détruit de proche en proche, les fibres vasculaires qui la renferment : celles-ci se décomposent, s'affaissent les unes sur les autres, se confondent, se dénaturent et se changent en une suppuration cotoneuse, laiteuse, séreuse ou albumineuse.

Lorsque la chaleur vitale enlève la partie
la plus fluide de cette masse décomposée,
elle laisse comme sédiment ces amas fibreux
et désorganisés que l'on trouve dans les tumeurs écrouelleuses : ils sont presque toujours indolens et exempts d'inflammation, à
raison du peu de résistance qu'opposent les
fibres musculaires environnantes, qui sont
elles-mêmes relâchées, comme atrophiées,
et qui s'affaissent également de proche en
proche, jusqu'à ce que la décomposition soit
parvenue à la surface des tégumens où se
fait l'explosion ulcérée de l'affection écrouelleuse.

Ces gonflemens, ces engorgemens, ces
désordres enfin, prennent différens noms,
selon les organes qui en sont atteints. On
les nomme communément *écrouelles* (82),
quand ils se manifestent sur les glandes du
col et de la tête; *ganglions*, *tophus*, sur les
tendons, les ligamens; *goître* sur la glande
thyroïde (83); *bubons* sur les aines, aux
aisselles; *carreau* ou *atrophie mésentèrique*,
quand ils affectent les glandes lymphatiques
des viscères et des membranes de l'abdomen,
telles que le mésentère, le pancréas, la rate,

le foie, etc. *Phthisie pulmonaire scrofu-leuse*, quand ils portent sur l'organe de la respiration, *exostose* et *carie scrofuleuse* des os, lorsque ce désordre est dirigé sur le perioste et sur les parties constituantes du système osseux.

Ces désordres s'appellent encore hyda-tides (84), quand ils sont de la forme d'un petit sac, contenant des humeurs dénaturées de différentes espèces. Ces humeurs ressem-blent-elles à du suif, on les appelle séba-cées (85) ou stéatomes (86). Sont-elles blan-ches et semblables à de la bouillie, c'est un athérome (87); et melicéris (88), quand elles ont la couleur et la consistance du miel.

Mais toutes ces dénominations se rédui-sent à un seul et unique principe, qui est un état de faiblesse résultant des dérangemens introduits dans la nutrition des parties et de la lésion générale ou partielle du système lymphatique, comme l'a judicieusement ob-servé M. Hébréard (*Essai sur les tumeurs scrofuleuses*, à Paris chez Gabon et chez Croullebois). Aussi voyons-nous cet habile observateur conseiller, en pareil cas, tout ce qui tend à exciter puissamment les forces

vitales, ou à déterminer un mouvement fébrile salutaire, en donnant toutefois la préférence à ceux de ces moyens qui paraissent
agir directement sur le système lympha-
tiquë.

Le rédacteur de la *Bibliothèque Médicale*, novembre 1811, page 334, en rendant
compte du *Traité des scrofules*, par J. Russel, professeur de l'Université d'Edimbourg
(Londres 1808), reconnaît également que
cette maladie est basée sur une atonie qu'il
croit spécialement dirigée sur les vaisseaux
absorbans. La tuméfaction de la lèvre supérieure, et de la peau sous les yeux, qui se
manifeste dans les affections scrofuleuses les
plus prononcées, vient évidemment, dit-il,
d'un défaut d'absorption dans le tissu cellulaire de ces parties, et c'est avec grande raison qu'il ajoute que le gonflement des glandes
du col et de la tête, que l'on remarque chez
les scrofuleux, et qui s'opère lentement,
sans douleur et sans signe d'action locale augmentée, dépend aussi de la même cause.
C'est à cette même cause qu'il attribue la
grosseur qu'acquièrent les extrémités des os.

Le même auteur admet complètement la

théorie de l'atonie dans la maladie dont il s'agit; il ajoute même un développement qu'il n'est pas inutile de reproduire. Il regarde comme très-probable que les tumeurs blanches des genoux et des poumons dans les affections scrofuleuses les plus rebelles, doivent leur origine à un dépôt de la substance que les absorbans ne peuvent transporter, et que ces substances accumulées irritent mécaniquement les parties voisines dans l'état inflammatoire, et finissent par produire la terrible suite des symptômes qui accompagnent cette maladie distinctive.

Le passage suivant du même auteur confirme les principes que nous avons adoptés sur la nature des scrofules. Voici ses expressions :

Plusieurs faits semblent indiquer que dans les scrofules, l'action du système artériel est imparfait; le pouls est foible, il y a souvent un défaut de phosphate de chaux dans les os, ce qui annonce que l'action des artères, qui doivent déposer cette substance, est insuffisante.

La matière caséeuse des ulcères scrofuleux, et le relâchement des muscles chez ces malades, provenant l'un d'une secrétion de matière fluide, l'autre de la secrétion d'une substance solide par les extrémités artérielles, sont également éliminés d'une manière imparfaite, et montrent la faiblesse des organes qui les produisent.

M. Astley-Cooper a trouvé que chez les scrofuleux, les artères, se contractoient si faiblement, qu'elles ne se vidoient point elles-mêmes; ainsi une injection poussée dans les gros vaisseaux ne peut passer dans les petits, parce qu'ils sont pleins de sang. Il est donc clair que les scrofules commencent par une action languissante des vaisseaux absorbans, et des artères.

§ V.

Traitement des humeurs froides.

Si l'esquisse que nous venons de tracer de la diathèse scrofuleuse est conforme à la vérité, si on peut la réduire à sa plus simple expression en ces termes, *atonie, empâtement, désorganisation, dissolution,* il paroît naturel de conclure qu'elle sera souvent combattue avec avantage par une plante qui,

selon ses diverses préparations et ses modifications relatives à l'âge, à l'intensité du mal,
présente les qualités toniques, incisives, et
modèrement styptiques (89).

En effet, dans une maladie où la diathèse de
débilité et d'atonie est portée au dernier degré
d'évidence, on sent combien il est important
d'employer tous les moyens de rétablir les
forces par un régime fortifiant; mais si d'un
autre côté, ce régime analéptique est employé sans discernement, il seroit possible
que dans bien des cas, il opérât plus de mal
que de bien; il devra donc être modifié selon
le degré et selon l'intensité de l'affection
morbifique, les malades s'en rapporteront
donc aux conseils d'un praticien éclairé.

M. Russel, dans l'ouvrage que nous avons
cité, donne à cette occasion des avis très-
sages, laissons parler l'auteur.

Quels que soient les principes généraux
d'après lesquels on règle le régime des scrofuleux, la conduite du praticien doit cependant s'accorder toujours avec ce que peut
exiger chaque cas en particulier. Or, il y a
deux conditions opposées dans cette maladie,
qui font exception à la règle générale.

Dans la première, l'activité du système est tellement diminuée, et l'action de l'estomac si affaiblie, que les alimens nourrissans, loin d'être digérés, ne causeroient que de l'irritation et de l'oppression ; de là, la nécessité d'adopter une diète (90) légère et stricte, mais toujours la plus nourrissante que le malade puisse supporter. Ainsi, cette exception à la règle est plus apparente que réelle, et dépend de la débilité du malade plutôt que de l'opinion du médecin.

L'autre cas est celui où la disposition scrofuleuse existe chez un sujet d'une constitution vigoureuse et sanguine ; car quoique le défaut de sang soit un caractère commun des scrofules, s'il y a une tendance prédominante à la plethore (91), on doit employer des précautions pour éviter de la porter à l'excès, soit parce que les scrofules, tant qu'elles agissent, opposent moins de résistance à une tendance vicieuse qui existoit dans la constitution, soit parce qu'elles facilitent les congestions dans les organes particuliers, auxquelles les sujets plethoriques sont plus exposés. On observera cependant que cette habitude plethorique qui devient si incommode quand elle coincide avec les scrofules, se manifeste rarement dans l'enfance.

Nous avons été témoins de deux faits qui confirment la nécessité de cette distinction importante. Un jeune homme de quinze ans, d'une constitution délicate, et affaibli par les mauvaises habitudes que lui avoit fait contracter une domestique libertine, étoit atteint d'engorgemens des glandes cervicales (92). Un praticien qui avoit remarqué de bons effets de la saignée dans certaines affections scrofuleuses, lui appliqua les sangsues au siége, dans l'intention de dériver vers les parties inférieures les humeurs qui opprimoient la tête. La débilité augmenta si rapidement, que le malade succomba au bout de quinze jours.

Le second fait démontre combien il est dangereux d'adopter les mêmes mesures générales dans toutes les modifications de la même maladie, et combien sont peu fondées les assertions de ceux qui prétendent établir *des spécifiques* pour la combattre.

Il y a environ vingt-cinq ans, lorsque je m'occupois de déterminer l'efficacité des diverses préparations du tussilage dans les af-

fections écrouelleuses, je fus consulté par
une jeune fille de vingt-deux ans, non réglée, très-robuste, plethorique, ayant la face
très-colorée, et qui avait de chaque côté du
col une glande de la grosseur d'un œuf d'oie.
Je prescrivis à haute dose l'extrait gommeux
et une décoction très-rapprochée de tussilage. La tête se tuméfia d'une manière ef-
frayante, elle eut un érysipèle épouvantable
qui manqua de l'étouffer pendant la nuit.
Une prompte application des sangsues à la
vulve, des pediluves animés d'acide muriatique, calmèrent bientôt cet accident, les
règles se déclarèrent pour la première fois,
l'extrait gommeux de tussilage appliqué sur
les glandes en opéra la résolution, au bout
de trois semaines tous les accidens étoient
disparus.

§ VI.

*Observations comparatives sur quelques re-
mèdes antiscrofuleux , et spécialement
sur la manière d'employer le tussilage.*

L'expérience a quelquefois justifié l'efficacité des minéraux dans les affections scro-

fuleuses; on a préconisé le *muriate de Ba-ryte* comme spécifique de ces maladies; il paroît que le docteur Hébréard a reconnu que cette substance exerçoit une action marquée sur cette affection, en donnant lieu à une excitation générale propre à la détruire, en augmentant l'activité des sécrétions et des excrétions. Mais on doit redouter cette même activité, en ce qu'elle est susceptible de causer l'inflammation de la gorge et des douleurs de poitrine.

D'autres ont avancé que les préparations mercurielles étoient le seul moyen de détruire les affections scrofuleuses; mais l'expérience démontre que ce minéral exige la plus grande circonspection; il peut causer des ravages ir-rémédiables quand on l'emploie à l'intérieur; à l'extérieur il désorganise les parties molles. Nous ne l'avons trouvé utile qu'à l'extérieur, sous la forme de frictions locales, sur les os exostosés, après toutefois avoir opéré par d'autres moyens la résolution des intégumens tuméfiés dont ils étoient revêtus par suite de l'affection écrouelleuse. Nous pensons donc qu'on ne doit recourir aux préparations minérales que lorsque les médicamens tirés des végétaux sont restés sans effet.

MM. Fordyce , Bond , Wyth , et surtout Fothergill , ont beaucoup loué l'emploi du quinquina dans ces sortes de maladies : comme tonique administré intérieurement et extérieurement , il est certain qu'on peut le regarder comme un remède héroïque ; mais au lieu d'être fondant , tout le monde sait que cette écorce joint à cette tonicité une faculté styptique (93) qui peut faire craindre de l'employer dans les cas où il y a disposition à l'inflammation ; on sait quels effets il produit dans certaines fièvres intermittentes accompagnées d'obstructions.

D'ailleurs, quand il serait doué de la faculté de fondre et de résoudre , personne n'ignore combien le traitement des humeurs froides doit être prolongé. Dès lors ce médicament se trouve trop cher pour la classe indigente des villes et pour les habitans des campagnes, deux classes qui sont le plus fréquemment attaquées du vice scrofuleux, à raison de la grossièreté des alimens dont elles font usage.

Le docteur Russel, professeur de l'université d'Edimbourg, pense que les bains froids
peuvent être employés utilement contre les
scrofules, dans certains cas où ils semblent
non-seulement améliorer la santé et les forces
du malade, mais encore provoquer le dé-
gorgement des glandes et la résolution des
tumeurs indolentes des articulations, même
après qu'elles ont acquis un grand volume, et
qu'elles sont anciennes. Mais il observe avec
raison que pour que les bains soient administrés avec prudence et avec avantage, il faut
que la constitution du malade soit assez forte
pour supporter l'immersion sans inconvénient. Lorsque cette immersion, dit-il, est
suivie d'une ardeur sur tout le corps, que le
malade se sent mieux, s'il recouvre l'appétit
on en conclura qu'ils lui sont utiles. Mais s'il
éprouve des frissons en sortant de l'eau, s'il
continue à trembler, et qu'il tombe dans l'as-
soupissement, on en inférera que ce remède
ne lui est pas favorable, et qu'il faut en sus-
pendre l'usage.

Le docteur Russel, d'après son expérience et celle des praticiens judicieux qu'il
a consultés, se loue bien plus des bains

chauds ; il n'en borne pas même l'emploi
aux cas d'amaigrissement et de débilité,
depuis qu'il les a vu produire de bons effets
chez un malade de constitution pléthorique
qui portoit un engorgement scrofuleux des
glandes. Il cite un exemple particulier de
cette efficacité chez une femme à la fleur de
l'âge qui, sans perdre la santé et la vigueur,
a vu se dissiper l'engorgement des glandes,
ainsi que les symptômes de resserrement qui
accompagnent la pléthore.

D'après l'auteur, *les bains chauds causent
une sensation très-agréable aux plus malades ; leur usage est généralement sûr ; on
peut les employer dans toutes les saisons de
l'année et dans tous les temps, sans danger
ni inconvénient. Le préjugé a exagéré les
mauvais effets du froid dont on est saisi après
le bain chaud, mais on n'a aucune raison
bien fondée de les craindre ; les précautions
proposées pour éviter le froid sont parfaitement indifférentes.*

Dans un genre de maladie qui, comme on
l'a vu, est basée sur une diathèse atonique,
sur un état de relâchement et d'affoiblisse-
ment, on a peine à concevoir, au premier

abord, comment *les bains chauds peuvent être employés avec succès* ; cependant l'autorité des praticiens expérimentés sur laquelle l'auteur se fonde, l'avantage qu'il annonce en avoir retiré chez le sujet pléthorique qu'il cite, sont des motifs faits pour exciter l'attention du praticien, dans les cas de scrofules avec pléthore inflammatoire. Cette hypothèse dès lors rentreroit dans le cas d'exception rapporté au commencement de ce paragraphe.

La digitale pourprée (94) a quelquefois été recommandée dans les maladies scrofuleuses ; mais on a été obligé de l'abandonner à raison des nausées, des vomissemens, des purgations violentes et de la salivation qu'elle excite, quand on la prend intérieurement. Ses feuilles, pilées et appliquées sur les ulcères scrofuleux, ont très-bien réussi entre les mains des praticiens de l'hôpital de Worcester, et du docteur Hulse cité par Ray ; mais il faut se garder de les appliquer sur les tumeurs qui ne sont pas ouvertes.

Lorsque ces tumeurs sont ulcérées, les applications astringentes ont quelquefois réussi. Le docteur Darwin cité par Russel a employé la poudre de tan mêlée avec le blanc de plomb.

Russel lui- même dit avoir vu de ces ulcères
qui avoient été rebelles à beaucoup d'autres
remèdes, guérir par une légère solution d'a-
cide nitrique dans l'eau : l'écoulement diminuoit ; la cicatrice se formoit, et l'ulcère étoit
guéri.

Le tussilage ne cause point les accidens qui
ont fait abandonner la digitale pourprée, dans
les maladies dont il s'agit ; il n'offre point les
inconvéniens qu'on peut avoir à redouter de
l'absorption des particules du blanc de plomb.
Il se trouve presque dans toute l'Europe,
dans les lieux frais, au bord des ruisseaux,
dans les ravins argilleux ; il a la faculté de tenir le ventre libre, de manière que le traitement dont il fait la base étant bien dirigé, il
est rare qu'on soit obligé d'employer les ca-
thartiques. J'ai remarqué même qu'un peu de
diarrhée pendant l'usage du tussilage, étoit
d'un bon augure pour le succès du remède.

Mais pour qu'il réponde à ce qu'on peut
en attendre, il exige, comme tous les médicamens, l'attention soutenue du médecin, et
de la persévérance de la part du malade. Ce
remède n'agit souvent que très-lentement ;
mais cette lenteur même, qui se trouve en

raison directe de la délicatesse des fibrilles sur lesquelles il est dirigé, doit être préférée aux moyens violens qui souvent entraînent la destruction des organes, et laissent pour la vie des traces non équivoques de l'infirmité hideuse dont il s'agit. Ils ont les mêmes inconvéniens que ces incisions indiscrètes et prématurées qui impriment le cachet indélébile de cette même maladie, contre laquelle le préjugé est peut-être plus exalté qu'elle ne mérite.

Si l'on vouloit chercher la cause pour laquelle les feuilles et surtout les racines du tussilage ont été abandonnées (95), peut-être la trouveroit-on dans l'impatience des malades, qui, désirant être guéris en peu de temps, ont préféré des remèdes plus dangereux mais plus prompts, et n'ont pas voulu se prêter aux vues du médecin prudent qui désiroit graduer l'énergie des remèdes selon les diverses circonstances.

Une chose qui dans tous les temps s'est opposée aux progrès de l'art, c'est le trop de précipitation à prononcer pour ou contre. On admet avec enthousiasme, on asservit même aux caprices de la mode, des moyens de guérison qu'une expérience prolongée et éclairée peut seule mettre en état d'apprécier; ou bien on rejette sans un examen suffisant des remèdes très-utiles en eux-mêmes, mais qui manquent quelquefois leur effet, parce qu'on en a fait une application trop générale, trop peu prolongée, ou parce qu'ils n'ont pas été bien préparés.

Tout le monde se rappelle l'espèce de fanatisme qui a régné il y a quelques années (1784) en faveur de l'orme pyramidal qui n'est qu'une variété de l'orme ordinaire (96).

Tous les malades demandoient des tisannes d'*orme pyramidal*. Les médecins, n e trouvant aucune mauvaise qualité dans cette écorce, se prêtèrent à leurs désirs ; mais après en avoir examiné les effets sans prévention, ils en ont circonscrit l'usage dans les affections cutanées contre lesquelles ce végétal est réellement un puissant auxiliaire.

Il est à désirer qu'un plus grand nombre d'expériences nous conduise aussi à la juste valeur des diverses préparations de tussilage, modifiées suivant les circonstances.

Voici les diverses manières dont j'ai continué d'administrer cette plante, à laquelle on peut associer comme auxiliaire précieux l'élixir dulcifié de gayac de M. Villette (97), dont nous retirons journellement les plus grands avantages, tant comme préservatif que comme moyen curatif direct (*a*).

Intérieurement.

En *teinture vineuse* (98).

En *poudre* dans du pain à chanter, ou mêlée avec un sirop approprié pour en faire des bols.

En *extrait*, pour être pris en pilules, ou pour être la base de diverses préparations magistrales (99) propres à masquer le remède, lorsque le malade y oppose de la répugnance (100).

En *infusion* plus ou moins forte pour boisson habituelle.

En *décoction* plus ou moins saturée pour être avalée ou pour être reçue en lavement,

---

(*a*) La dose est d'une moyenne cuillerée à café pour les enfans de six à douze ans, et d'une cuillerée à bouche pour les adultes, prise immédiatement à la fin du dîner. Cet élixir bienfaisant est presque aussi suave que les liqueurs des îles.

ou en vapeur aspirée par la bouche avec la machine inspiratoire.

En *sirop* fait avec les racines, qui sont in-comparablement plus énergiques que les fleurs.

En *suc exprimé* des feuilles et des racines.

En *suc exprimé* des feuilles et des racines triturées dans l'eau froide.

En *feuilles vertes*, tendres, dépouillées de leur duvet, et diversement accommodées comme les légumes pour aliment.

En *feuilles sèches*, hachées menu, aroma-tisées avec quantité suffisante d'aloyse (101), et d'hyssope pour être fumées avec la pipe. Loin d'avoir l'âcreté nauséeuse du tabac, elles offrent sous cette forme un salivatif doux et suave, dont j'ai vu des effets singulièrement prompts (102) dans les engorgemens lympha-tiques, connus sous le nom de *fluxions*.

Miller (Bot. offic.) les recommande beau-coup dans cette indication.

Extérieurement.

En *teinture spiritueuse* pour être employée en frictions, afin de rappeler ou de maintenir l'excitabilité dans les sujets attaqués ou me-

nacés de paralysie, pour affermir la fibre re-
lâchée, comme il arrive dans ces constitutions athmosphèriques bizarres, où la température tantôt sèche, tantôt humide, passant
subitement à une différence de 7 à 8 degrés,
donne lieu à une foule de symptômes cathar-
reux et d'engorgemens glandulaires.

En *poudre* pour dessécher les ulcères, ou
pour être aspirée par le nez comme le tabac,
en y mêlant partie égale de poudre impalpa-
ble de réglisse ou de guimauve, et un peu de
sucre finement pulvérisé dans le *coriza* (103).
On y ajoute un tiers de poudre de muguet (104)
dans les contusions à la tête.

En *décoction vineuse.*

En *décoction aqueuse* pour les fomentations, bains généraux ou locaux, seuls ou
animés avec de la cendre de genêt, de sar-
ment de vigne ou de fiente de pigeon; pour
bains de vapeur, douches réelles ou douchés
de vapeur, au moyen des machines ingénieu-
ses inventées par MM. Paul à l'établissement
des eaux minérales artificielles de Tivoli.

En *suc exprimé* pour maintenir les compresses constamment mouillées sans lever
l'appareil.

En *feuilles crues* pilées seules ou avec du miel pour appliquer sur les ulcères, à la manière des anciens.

En *feuilles cuites* exactement hachées comme des épinards, seules ou avec de la mie de pain, ou avec des pâtes féculentes de pomme de terre de MM. Chauveau et Dufour en forme de cataplasme.

Les pâtes féculentes de Chauveau et Dufour ne sauroient être trop recommandées pour la composition de ces sortes de cataplasmes; ces derniers composés avec cette préparation de la Solanée Parmentière (1) n'ont point l'inconvénient de se sécher promptement, et d'adhérer à la peau comme les cataplasmes de mie de pain et de graine de lin. Ils ont l'avantage de pouvoir se maintenir frais pendant vingt-quatre heures au besoin.

En *huile* pour liniment doux sur des organes délicats.

______

(1) *Solanum tuberosum* (pommes de terre). On donne à cette plante le nom de Solanée Parmentière, en mémoire du savant célèbre qui, malgré tous les obstacles, est parvenu à en accréditer l'usage en France, et à bannir à jamais, par ce moyen, la famine du territoire français.

En *extrait gommeux*, seul ou combiné avec l'extrait gommeux de ciguë, pour être appliqué sur les tumeurs naissantes. Il en est de l'extrait gommeux de tussilage comme de l'extrait gommeux de ciguë, que les plus célèbres chirurgiens de la capitale emploient avec bien plus de succès que ce que l'on appelle *l'onguent de ciguë*. La gomme ammoniaque, qui fait la base de ce dernier, est trop active; elle cause souvent de l'inflammation sur les parties délicates, telles que les glandes du sein, etc.

L'extrait gommeux simple n'a pas cet inconvénient, il opère la résolution doucement et d'une manière presque sûre.

On sent qu'il est inutile d'indiquer les doses. Le médecin seul est dans le cas de les déterminer selon l'âge, le sexe, la constitution, la nature et le degré de la maladie. Lui seul peut aussi décider, lorsqu'il s'agit d'administrer le *tussilage*, quelle est la manière qui convient le mieux à la circonstance, et enfin quels sont les cas où il est indispensable de recourir à des toniques plus énergiques.

Quant à son emploi dans les engorgemens glandulaires scrofuleux, l'expérience démontre tous les jours que l'opiniâtreté du mal provient souvent de ce qu'on ne l'a pas combattu assez à temps, ou de ce qu'il a existé complication d'un virus quelconque avec le vice scrofuleux. On ne peut espérer de subjuguer ce dernier, si l'on n'a pas combattu victorieusement le premier.

Un médecin peut mieux que personne apprécier jusqu'à quel point le dérangement des mœurs influe sur la santé, sur le bonheur social et sur la prospérité des empires. Nous voyons tous les jours des anomalies singulières qui, sans être un virus essentiel, sont une dégénérescence d'un vice mal guéri, ou une suite du désordre causé par certains remèdes indiscrètement employés pour le combattre.

Les humeurs froides ne sont pas une des suites les moins fréquentes de cette altération dans l'économie animale ; mais une foule d'autres infirmités bizarres attestent l'atteinte antérieurement portée au principe vital. Véritables prothées, changeant, pour ainsi dire, de forme à chaque génération, quelles amertumes ne versent-elles pas sur un nombre de familles vertueuses et respectables, innocentes des erreurs de leurs aïeux, et condamnées à gémir constamment de ce fatal héritage!

Au surplus, comme il est démontré que le vice écrouelleux se guérit bien plus difficilement dans les deux sexes après l'âge de la puberté, on sent combien il est essentiel de prévenir cette époque.

Pénétré de cette vérité, j'invite tous les praticiens éclairés à essayer les diverses préparations que j'ai indiquées, et à me communiquer le résultat de leurs observations. *Quid verum curo et omnis in hoc sum?*

La classe indigente étant malheureusement la plus exposée à ce genre de maladie, éprouvera peut-être quelque consolation en trouvant des moyens de soulagement dans la plante que je viens de signaler. Elle croît si abondamment, comme je l'ai dit, dans presque tous les terrains frais et argilleux, que les pharmaciens sont à même de livrer ces diverses préparations aux indigens à très-bon marché.

Quant au diagnostic de la maladie qui nous occupe, quoiqu'il soit assez facile à saisir, les jeunes praticiens trouveront peut-être commode d'avoir sous les yeux la série des questions propres à faire connoître autant que possible l'origine, les progrès et l'état actuel du mal.

§ VII.

Questions pour les deux sexes.

1.re Quel sexe? N'a-t-il point été conçu pendant la menstruation?

2.e Quel âge? A-t-il été nourri par sa mère?

3.e La constitution est-elle sanguine ou lymphatique? Est-il marié ou célibataire?

4.e Le malade est-il gras ou maigre? grand ou petit?

5.e Depuis combien de temps le sujet est-il malade? Quels sont les premiers symptômes qu'il a éprouvés?

6.e Quelles maladies a-t-il essuyées depuis sa naissance?

7.e A-t-il des glandes engorgées au col, aux aisnes ou ailleurs?

8.e Les lèvres supérieures ou inférieures sont-elles grosses?

9.e Les gencives sont-elles gonflées, saignantes ou purulentes, couleur de rose ou d'un rouge sang de bœuf?

10.e Les dents sont-elles blanches, ou jaunes, ou noirâtres, solides ou non dans leurs alvéoles, entières ou rongées par la carie?

11.e Le teint est-il pâle ou coloré, ou couperosé? Offre-t-il une plaque rouge sur l'os de la pommette (105), ou des éruptions boutonneuses ou farineuses?

12.° La table de la poitrine est-elle dans l'état naturel, ou trop bombée, ou rétrécie, ou trop applatie? Les omoplates sont-elles saillantes? Le malade a-t-il de la peine à se tenir droit et de la propension à se courber? Éprouve-t-il une toux sèche? S'enrhume-t-il facilement?

13.° Le ventre est-il plus grand que dans l'état naturel? Offre-t-il au toucher une dureté générale ou des points de résistance partiels du côté droit ou du côté gauche? L'estomac fait-il bien ses fonctions? Le ventre est-il resserré ou relâché?

14.° La colonne vertebrale (106) est-elle dans la direction perpendiculaire, ou déviée à droite ou à gauche, ou bombée en-dehors ou rentrée en-dedans? Quelques-unes des apophyses (107) sont-elles plus saillantes les unes que les autres?

7

15.° Y a-t-il gonflement dans quelques-une des articulations?

16.° Le malade a-t-il éprouvé quelqu'affection érysipélateuse, dartreuse, psorique (108) ou syphilitique (109)?

17.° Ses parens ont-ils éprouvé quelques-unes de ces affections, ou quelques-atteintes scrofuleuses, goutteuses ou rhumatismales?

18.ᵉ Quelles autres maladies ces mêmes parens ont-ils éprouvées? Si quelques-uns d'eux n'existent plus, quelle est la maladie qui a terminé leur carrière?

19.° Le malade a-t-il actuellement ou a-t-il eu un cautère ou un vésicatoire? S'il a eu quelques-uns de ces exutoires, depuis combien de temps sont-ils fermés? Quelles précautions a-t-on prises pour cela?

20.° Le pays que le malade habite est-il en plaine ou élevé, sec ou marécageux?

21.° Auquel des points cardinaux est exposée la maison qu'il occupe?

22.° Sa demeure est-elle au rez-de-chaussée, étroite ou spacieuse?

23.ᵉ Quels sont ses alimens les plus ordinaires?

24.ᵉ L'eau dont il use est-elle limpide ou trouble, agréable,ou jaunâtre, et d'une saveur fade? Dissout-elle facilement le savon? Celui-ci forme-t-il comme du lait caillé sans faire mousser l'eau?

Questions particulières aux personnes du sexe.

25.ᵉ La malade est-elle mariée, a-t-elle eu des enfans?

26.ᵉ Les a-t-elle nourris? Sont-ils en bonne santé? Si elle en a perdu quelques-uns, quelle est la maladie qui les a enlevés?

27.ᵉ A-t-elle eu des fausses couches? Les couches ont-elles été heureuses?

28.ᵉ A quelle âge a t-elle été réglée? Les évacuations menstruelles sont-elles bien régulières?

29.ᵉ A-t-elle eu des fleurs (110) blanches? En a-t-elle encore? A-t-elle employé des moyens pour les supprimer? Quels ont été ces moyens?

30.ᵉ A-t-elle eu des suppressions acciden-dentelles?

31.ᵉ Est-elle veuve, ou est-elle en état de mariage?

32.ᵉ Si la malade n'est pas mariée, a-t-elle éprouvé et éprouve-t-elle encore des pesanteurs dans les parties naturelles, dans le milieu, ou à l'un des côtés du bas-ventre; des douleurs dans les reins, ou sur le dessus des cuisses? N'a-t-elle pas observé des engorgemens ou tumeurs mobiles dans l'une des régions latérales inférieures de l'abdomen.

Ces dernières questions sont de la plus haute importance, comme on le verra dans le paragraphe suivant.

§. VIII.

Des affections scrofuleuses dirigées sur les organes de la génération des femmes.

Lorsque la diathèse de foiblesse à laquelle on donne le nom insignifiant et presque déshonorant d'affection scrofuleuse, écrouelleuse et humeur froide, est dirigée sur l'appareil génital de la femme, elle y occasionne divers degrés d'altération, comme nous l'avons observé au commencement de cet essai; les plus fréquens se nomment hydatides. Analogues aux testicules chez l'homme, les ovaires chez la femme, sont deux glandes de la grosseur d'une amande, placées de chaque côté du fond de la matrice, sur deux appendices qui y sont adhérens, auxquels on donne le nom de *trompes de fallope*; composées principalement de vases lymphatiques, elles sont presque dépourvues de filets nerveux, artériels et veineux. L'action vitale y paroît extrêmement lente, et offre peu de défense contre les causes qui sont susceptibles d'en altérer l'organisation. Placées très-profondément, on ne peut recourir aux moyens curatifs extérieurs, et quand le désordre est parvenu à un certain degré, il ne peut être combattu efficacement par les moyens généraux internes comme le prouve le fait suivant que je publiai en français et en langue toscane à Pise, dans l'année 1800, avec cette épigraphe :

Principiis obsta, sero medicina paratur
Cùm mala per longas invaluere moras.

Opposez-vous au mal avant qu'il s'enracine ;
S'il séjourne il rend nul l'art de la médecine.

Au mois de mai 1799, il vint à l'hôpital de Sainte-Claire de Pise, une femme d'environ quarante ans, d'une constitution délicate. Elle se plaignoit d'une tension douloureuse dans l'abdomen, depuis environ deux ans. Elle ne put me dire comment, et à quelle occasion la maladie avoit commencé.

Je trouvai une grande tuméfaction avec épanchement aqueux dans la cavité abdominale ; je distinguai au toucher une tumeur considérable, qui annonçait une obstruction dans les ovaires.

Les bras, les mains et le visage étoient sensiblement émaciés, comme il arrive dans l'hydropisie avancée ; la compression constante des eaux de l'abdomen, contre le diaphragme, causoit une oppression continuelle.

La digitale pourprée que j'employai procura des urines abondantes, mais l'œdème ne diminua pas ; l'infiltration aux cuisses et aux jambes se déclare et s'accroît rapidement ; le pouls devient petit et accéléré ; l'oppression s'augmente, surtout le soir.

Je fais pratiquer l'opération de la paracenthèse (111), qui produisit l'écoulement d'environ douze livres d'une eau sanguinolante et purulente. J'obtins un soulagement momentané.

Le 15 juin, douleur vives dans les intestins.

Le 16, augmentation de l'œdème des cuisses et des jambes.

Le 17 et le 18, diarrhée abondante.

Enfin, elle succombe dans la nuit de 27 au 28.

L'autopsie cadavérique présente une grande quantité d'eau purulente et sanguinolante dans la cavité abdominale, endurcissement et gonflement des glandes du mésentère. On découvre ensuite une tumeur formée de l'agrégation de plusieurs tubercules ronds, étroitement unis ensemble par des tuniques ou membranes robustes ou cartilagineuses. Cette humeur s'étendoit au milieu de la région ombilicale jusqu'à l'os pubis.

En examinant cette masse extraordinaire, je vis que c'étoit l'ovaire droit qui avoit pris cette forme monstrueuse. L'ovaire gauche étoit dans l'état naturel. Cette masse pesoit huit livres, chaque tubercule offroit à l'intérieur une consistance particulière.

L'un contenoit du sang, l'autre une substance mollasse, tendante à la squirrosité; ceux-ci étoient solides, extrêmement durs et squirreux; ceux-là contenoient une graisse jaunâtre plus ou moins concrète, car elle étoit incohérente et huileuse ; là elle ressembloît à du suif jaune ; enfin, une tumeur plus volumineuse que les autres, offrit à l'intérieur un paquet de la grosseur d'un œuf de poule, composé de poils frisés et courts, mélangés confusément ensemble dans une matière jaunâtre semblable à du suif.

La longueur, la consistance, la forme frisée de ces poils les rendoient absolument semblables à ceux des aisselles du cadavre ; ils avoient la même grosseur que ceux du pubis, mais ils étoient plus jaunes.

Au milieu de cet amas confus, je trouvai un paquet irrégulier d'osselets aplatis, minces, formant entre eux des cavités angulaires, et d'autres arrondies ; les lames osseuses étoient doubles, séparées par une espèce de diploé (112) ; le tout informe et recouvert d'une membrane cellulaire, ressemblait à la partie latérale du crâne d'un poulet qu'on auroit écrasé.

Mais ce qu'il y a de plus remarquable, c'est que, sur plusieurs points de la membrane (113) cutanée, qui recouvroit ces osselets lamelleux, on remarquoit plusieurs poils bruns, robustes à la base, courts, pointus au sommet, absolument semblables aux cils des paupières d'un homme fait.

On voit que cette réunion bizarre ne pouvoit être autre chose que les débris d'un fœtus qui avoit été fécondé dans l'ovaire. La délibilité de cet organe n'avoit pas permis à l'œuf fécondé de descendre dans la matrice. Je conserve cette pièce intéressante dans l'esprit-de-vin.

Ce phénomène a beaucoup de rapport avec celui qu'observa Regnier Graaf, tab. 21, p. 196, dans les trompes de fallope, où il vit un fœtus bien conformé.

On trouva, dans l'ovaire droit d'une femme de trente-six ans, un paquet de poils mêlés dans une matière semblable à du suif, au milieu de laquelle étoient trois dents molaires munies de leurs alvéoles.

Le *diarium eruditorum* fait mention d'une femme dans l'un des ovaires de laquelle on trouva des poils, du suif et des osselets.

Les Annales de la médecine fournissent une foule d'exemples bizarres de maladies analogues. Ceux qui tiennent aux anciennes dénominations les appelleront affections scrofuleuses ou écrouelleuses dirigées sur l'appareil génital de la femme, et particulièrement sur les ovaires.

Le célèbre Morgagni, *de sedibus et causis morborum*, lettre 22, cite des ovaires devenus blancs, parvenus à une grandeur démesurée, contenant des cellules noires; des ovaires réticulés (114), convertis en substance molle et blanchâtre; lettre 47, des ovaires à demi-squirreux, d'autres totalement squirreux; lettres 36 et 15, enfin un ovaire parvenu au poids de vingt-quatre livres, rempli d'une humeur visqueuse et noire comme la boue des rues; lettre 22, ovaires à cellules noires; lettres 21, 23, 47 et 52 des ovaires à cellules vertes, jaunes, jaunâtres et blanches.

Schenkius cite une jeune fille dont les règles se supprimèrent. La tension de l'abdomen, fit soupçonner sa vertu, mais l'ouverture du cadavre démontra son innocence: un des ovaires étoit devenu gros comme la tête d'un enfant.

Inhoffius a trouvé dans une fille de quarante-cinq ans, morte à la suite de la suppression de ses règles et qui se plaignait d'une tension dans l'abdomen, un ovaire parvenu au poids de soixante livres. Bianchi, Fabricius, Hildanus, G. Bauhin, le grand Haller, Ruisch,

Kelner, Daubenton, Buffon, Van-Swieten, le célèbre Targioni Tozzetti, citent des milliers d'exemples analogues.

Sans entrer dans une plus longue énumération pour laquelle il faudroit un volume, contentons-nous d'observer que ces maladies proviennent souvent de la négligence ou de l'ignorance des personnes chargées de l'éducation des jeunes filles, et que sous une dénomination différente, elles ne sont autre chose que ce qu'on appelle scrofules ou écrouelles, dirigées spécialement sur les ovaires où à raison de l'atonie ou de la faiblesse héréditaire acquise ou accidentelle, s'opère une désorganisation analogue à celle des autres glandes extérieures. Mais comme les ovaires forment une partie intégrante et essentielle du système utérin, comme ce système utérin doué d'une sympathie particulière avec d'autres organes, se trouve dans une dépendance spéciale des affections morales, il en résulte que les circonstances qui peuvent produire la lésion des ovaires sont beaucoup plus multipliées qu'on ne le croit communément, et que ces lésions peuvent souvent être produites par les mêmes causes

qui donnent lieu aux engorgemens extérieurs connus sous la dénomination générique d'humeurs froides.

En effet, le passage trop brusque d'une
température chaude à une température froide,
et *vice versâ*, surtout chez les personnes dont
la fibre est délicate ; l'excès dans le boire et
dans le manger ; les fruits verts et acerbes ;
l'usage excessif du quinquina ; les affections
vénériennes dégénérées héréditaires ; le ra-
chitis, les fortes affections de l'âme, la co-
lère, la tristesse, l'amour, l'ennui, la frayeur
surtout, peuvent causer les désordres dont
il s'agit.

Il faut y joindre l'abus du vin et des liqueurs spiritueuses, la fureur utérine ou la
nymphomanie, l'immodération et les impru-
dences dans l'acte conjugal (115), une habitation peu aérée, humide, située dans un
pays marécageux, ou voisine des eaux sta-
gnantes ou des rivières sujettes à se dessécher en grande partie pendant l'été ; et surtout les fleurs blanches, infirmité à laquelle
tant de jeunes femmes attachent si peu d'importance.

Combien de jeunes filles, par défaut de

confiance envers leurs parens, ou par une honte mal entendue, cachent cette indisposition, sans se douter qu'elles portent en elles, un principe de destruction, comme le dit le savant auteur de la Nymphomanie (1).

Il faut y ajouter encore les affections hystériques, la suppression des règles, les pâles couleurs, des lits trop mous, la pléthore, le célibat, et surtout, les opilations mal guéries dans l'adolescence.

Les engorgemens, la désorganisation des ovaires ont cela de cruel et de perfide, pour ainsi dire, qu'on ne peut avoir la certitude de leur existence que lorsqu'il n'est plus temps d'y remédier. Ces organes sont si délicats, si petits, si profondément cachés, qu'il faut que la difformité de leur volume soit considérablement augmentée, pour qu'on puisse les distinguer au toucher. Quel est alors le praticien qui osera se promettre de résoudre des engorgemens de cette nature, et qui ne se trouvera pas dans l'affligeante nécessité de déclarer le mal sans remède ?

Puissent toutes les personnes chargées de

____

(1) M. le docteur de Bienville.

l'éducation des jeunes filles, pénétrées de l'importance de la tâche qui leur est confiée, averties des dangers auxquels leurs élèves sont exposées, redoubler leur attention pour tâcher de les éviter.

§. IX.

Des Affections Scrofuleuses dirigées sur l'organe de la respiration.

Nous avons observé ci-dessus, que lorsque la diathèse scrofuleuse est dirigée sur le poumon, elle prend le nom de phthysie pulmonaire scrofuleuse.

C'est dans cette circonstance fâcheuse, que les parens doivent redoubler de vigilance envers leurs enfans, pour atténuer autant que possible, la triste influence de l'hérédité, dans le cas où les pères et mères auroient été atteints d'affections scrophuleuses dans le cours de la vie. Ce n'est pas que nous prétendions que le vice soit nécessairement, et inévitablement héréditaire ; on voit souvent des exceptions à cette règle générale, surtout quand on a pris les précautions convenables pour s'opposer dès le commencement de l'existence de l'enfant à la diathèse de faiblesse, constituant la cause prédisposante et immédiate, tout à la fois, du vice dont il s'agit.

Mais sous ce point de vue, les écrouelles, rigoureusement parlant, peuvent être considérées comme héréditaires; il est une vérité bien mieux démontrée, et qui doit rassurer les familles, c'est que cette maladie n'est point contagieuse (a). Cette assertion est constatée par les essais multipliés que l'on a tentés pour inoculer cette maladie sur quantité d'animaux tant volatiles que quadrupèdes. Si l'on est bien persuadé de cette vérité, on cessera les précautions pusillanimes et humiliantes qui, souvent, portent à fuir un scrofuleux comme s'il étoit atteint de la peste. Lorsque les parens d'un enfant ont terminé leur carrière par une phtysie pulmonaire scrofuleuse, peut-être a-t-on plus à redouter les funestes effets de l'hérédité, comme nous l'avons observé; mais encore se trouve-t-il des cas où la nature, toujours admirable dans ses ressources, secondée par un traitement bien entendu, parvient à triompher de son ennemi,

____

(a) Nous en exceptons le cas de l'allaitement, où une nourrice peut transmettre le vice à son nourrisson.

comme on le voit dans l'observation suivante, extraite du *Journal de Médecine-Pratique*, (octobre, 1809).

Au commencement du mois de février, 1807, M. Guitard, membre de plusieurs sociétés savantes, résidant à Bordeaux, eut à traiter un jeune homme de dix-huit ans, d'un tempérament pituiteux qui, à la suite de plusieurs rechutes de fièvres intermittentes automnales, fut attaqué d'une toux accompagnée d'une fièvre qui n'avoit pas de type réglé.

L'automne et l'hiver précédent ayant été humides, il regarda cette maladie comme dépendante de la constitution catarrhale qui régnait encore. Il fait administrer un vomitif doux, et une légère infusion de bourrache édulcorée avec le miel. Les premières voies paroissoient tapissées d'une abondante mucosité. Remarquant une sorte de dégoût pour les alimens, M. Guitard, deux jours après le vomitif, prescrit une purgation composée de mauve, rhubarbe, et d'un sel neutre. La toux persiste, devient fatigante, on a recours à un loch adoucissant. Au bout de quelques jours, il y eut un peu de relâche, ayant d'ailleurs égard à la fièvre de l'automne pré-

cédent dont le malade avoit été très-affoibli.
M. Guitard prit le parti de l'expectation, en
conseillant les vêtemens chauds et les alimens
sains et restaurans. Il cessa de voir le malade,
espérant que la douce chaleur du printemps
amèneroit peu à peu la solution du catarrhe.

Vers le milieu du mois de mars suivant, la
mère du malade appelle de nouveau M. Guitard, en le prévenant que son fils étoit de nouveau enrhumé, et qu'il souffroit beaucoup
d'une douleur de côté.

En effet, le malade étoit alité et très-mai-
gri; une toux sèche étoit accompagnée de
fièvre, dont le redoublement arrivoit à l'en-
trée de la nuit, sa peau étoit aride, et une
douleur très-vive, mais profonde, paroissoit
occuper le lobe gauche du poumon, en se
propageant d'une manière sourde, jusque
sous le creux de l'aisselle, et l'épaule du même
côté. Laissons parler l'auteur de la relation.

« Ayant égard à la grande foiblesse du ma-
« lade, et à l'épuisement où l'avoient réduit
« les souffrances qu'il éprouvoit depuis plu-
« sieurs mois, je lui conseillai l'usage du lait
« et un cataplasme émollient sur la partie
« douloureuse : de plus, considérant la cons-

« titution délicate du malade, je ne me dissi-
« mulai pas que ce jeune homme éprou-
« voit tous les symptômes d'une phthisie
« scrofuleuse, et qu'il étoit à craindre que
« quelque tubercule du poumon déjà enflam-
« mé, ne fût menacé d'une prochaine supu-
« ration qui, sans doute, entraîneroit la perte
« du sujet. Je fis continuer un régime com-
« posé d'alimens de facile digestion. Malgré
« ce traitement, les douleurs et la fièvre per-
« sistèrent au point d'empêcher le malade
« de prendre du repos, surtout la nuit, at-
« tendu le redoublement de la fièvre, qui se
« faisoit toujours vers le soir.

« Déjà il se manifestoit une diarrhée qui
« augmentoit la foiblesse, et qui m'obligea de
« faire cesser l'usage du lait. Tous ces acci-
« dens réunis me confirmèrent de plus en
« plus dans le pronostic que j'avois porté sur
« l'issue funeste que devoit avoir cette ma-
« ladie.

« Néanmoins on faisoit toujours usage de
« fomentations et de cataplasmes que l'on re-
« couvroit d'une flanelle, afin d'entretenir
« une douce transpiration dans le côté gau-
« che de la poitrine. Pour avoir un peu de

« sommeil, le malade étoit obligé de prendre
« à jour passé, un julep calmant.

« Les choses se passèrent ainsi pendant
« environ trois semaines, lorsque le 8 avril,
« je m'aperçus que toute la partie gauche de
« la poitrine étoit sensiblement gonflée : au
« côté externe de la mamelle, il paroissoit
« un point qui paroissoit fluctuant ; la peau
« qui le recouvroit avoit légèrement changé
« de couleur, et présentoit un aspect plus
« foncé que dans l'état naturel. A cette épo-
« que, le malade fut visité par plusieurs per-
« sonnes qui, trompées par les apparences,
« et n'ayant égard qu'au siége du mal, cru-
« rent reconnoître une humeur cancéreuse
« ou charbonneuse ; une d'elles proposa
« même d'y appliquer un caustique ou le
« cautère actuel. Ne partageant ni leur ma-
« nière de voir, ni leurs craintes, je fis con-
« tinuer les émolliens, et recouvrir le point
« le plus saillant d'un emplâtre d'onguent de
« la mère. Peu de jours après, il se déclara
« une légère suppuration ; la douleur et la
« fièvre, quoique persistant encore, n'étoient
« cependant pas aussi fortes, et le malade

« commençoit à reposer naturellement. J'es-
« pérai alors que la maladie pourroit avoir
« une terminaison favorable. Je travaillai à
« soutenir les forces, et remis le malade à
« l'usage du lait coupé avec une décoction
« de plantes amères. Le calme dont il com-
« mençoit à jouir, joint à l'espérance de se
« rétablir, sembloit le ranimer à vue d'œil.
« Le dépôt se vidoit d'une manière lente; le
« côté gauche reprenoit peu à peu son vo-
« lume ordinaire; la douleur qui avoit si
« long-temps fatigué le malade, diminuoit tous
« les jours; la respiration devenoit de plus
« en plus libre; la toux n'étoit plus inquié-
« tante, et le jeune homme entra en pleine
« convalescence, à la fin du mois d'avril, trois
« mois après le commencement d'une mala-
« die qui le menaçoit de le faire périr de phthi-
« sie. Il jouit depuis cette époque (c'est-à-
« dire, depuis deux ans et demi environ),
« d'une assez bonne santé; sa constitution
« paroît même s'être fortifiée. »

Le fait suivant prouve combien il est important de prévenir, aussitôt qu'il est possible, les ravages qu'exercent sourdement les

écrouelles, et que les désordres qu'elles causent sont souvent à leur comble avant qu'on ait même soupçonné leur existence.

Au mois d'août dernier, appelé près d'un malade, à Carignan, département des Ardennes, M. Tournois, praticien distingué de cette ville, me communiqua l'observation que nous allons rapporter.

Une petite fille de la campagne, âgée de trois ans, née de parens écrouelleux, à la suite d'une rougeole qui parcourut ses périodes avec assez de régularité pour ne pas faire soupçonner de répercussion sur les poumons, est atteinte d'une petite toux. Six de ses frères avoient succombé à l'influence fatale des humeurs froides, dirigées sur les viscères du bas-ventre ; chez les autres, sur le système de la veine-porte, et directement sur le foie. Les uns avoient toutes les glandes du mésentère engorgées, et tous étoient atteints de mouvemens convulsifs. On remarque même, que toutes les indispositions qu'éprouvent ceux de ses frères qui ont survécu, sont précédées et accompagnées de convulsions.

La malade qui fait l'objet de cette observation soumise à l'examen, M. Tournois découvre, à son grand étonnement, le battement du cœur dans la région épigastrique sur le diaphragme. Ces mouvemens de systole et de diastole étoient parfaitement correspondans avec ceux des pouls, et étoient très-réguliers. L'enfant n'avoit aucune oppression, l'appétit étoit bon; la malade avoit l'embonpoint et le coloris de tous les enfans de son âge; elle n'avoit aucune douleur de côté. Cet état a duré huit jours, au bout desquels il parut s'améliorer; mais après ce délai la toux reprend avec véhémence, la malade s'efforce avec la main d'extraire du gosier quelque chose qu'elle ne pouvoit arracher, et elle expire au moment qu'on s'y attendoit le moins.

L'autopsie cadavérique présente tous les viscères du bas-ventre en bon état. La poitrine ouverte, la cavité thorachique droite se trouve remplie d'une lymphe décolorée, abondante et sans odeur, le cœur réduit à la moitié de son volume naturel, comme aplati sur ses deux faces, les ventricules extraordinairement minces, les oreillettes distendues et remplies de sérosités, de même que tout le péricarde. Le poumon droit étoit métamorphosé en un morceau de matière caséeuse, sans odeur et d'une substance absolument semblable en couleur et consistance à un morceau de fromage mou et frais; le mediastin et le poumon gauche étoient dans l'état naturel.

Puissent les pères et mères lorsqu'ils auront à redouter pour leurs enfans les effets de quelque vice héréditaire dégénéré, dont l'influence atonique pourroit entraîner l'engorgement et la désorganisation de quelques glandes externes ou internes, ou de quelque viscère susceptible de lésions analogues, déclarer franchement à leur médecin l'objet de leurs craintes ! Celui-ci averti à temps, soit en s'adressant à la nourrice du nouveau né, soit en agissant directement sur l'enfant, indiquera les moyens d'augmenter assez les forces vitales, pour qu'elles puissent lutter avec avantage contre l'ennemi qui les menace. Il trouvera dans les diverses modifications, dont les feuilles et les racines de tussilage sont susceptibles, et surtout dans l'extrait gommo-résineux de cette production indigène, un analeptique sûr, très-peu dispendieux, et qui n'offre point les inconvéniens de l'écorce du Pérou.

Nous croyons avoir suffisamment démontré dans notre *Cours de Botanique médicale comparée*, dont le précis termine cet opuscule (116), que si le quinquina, la plus précieuse de toutes les productions exotiques, ne peut absolument être remplacé dans certaines fièvres pernicieuses, et, dans d'autres cas extrêmement graves, il y a plus de la moitié des circonstances où on l'emploie sans nécessité et où il peut être parfaitement remplacé.

Grâce au zèle des praticiens savans qui, sous les auspices d'un gouvernement paternel, veulent bien s'associer à nos travaux, en correspondant avec nous des divers points de la France, nous découvrons fréquemment dans nos plantes indigènes des moyens de remplacer un grand nombre d'autres médicamens que nous faisons venir à grands frais du nouveau monde.

Ces derniers souvent avariés dans les magasins, dans les traversées ou sophistiqués, par la cupidité mercantile, sont toujours d'un prix trop élevé pour que la classe peu aisée puisse se les procurer, tandis que les premiers, croissant pour ainsi dire sous nos yeux, peuvent s'obtenir toujours frais, peu-

vent être renouvelés à volonté et offrir constamment des secours non moins efficaces,
plus analogues aux constitutions européen-
nes, et d'un prix auquel tout le monde peut
atteindre.

*Ulceri parvo medicina a Mari Rubro imputatur, cùm
remedia vera quotidie pauperrimus quisque tenet.*

(PLINE , liv. 24 , chap. 1.)

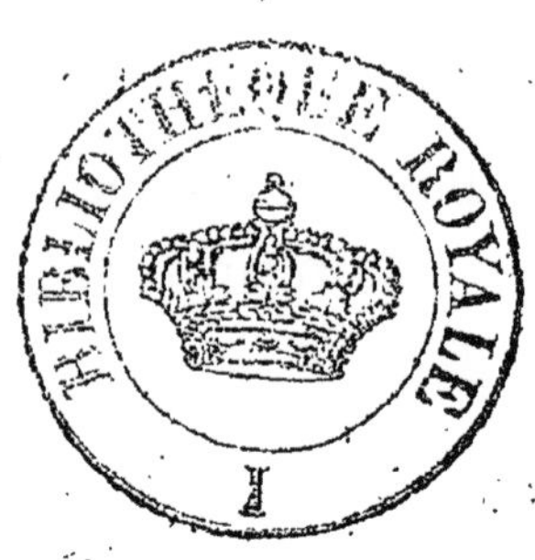

NOTES.

———

(1) 1 TUSSILAGO anan-
dria. LINNÉ.
2 — Dentata. L.
3 — Nutans. L.
4 — Alpina. L.
5 — Silvestris. L.
6 — Farfara. L.
7 — Japonica. L.
8 — Frigida. L.
9 — Alba. L.
10 — Hybrida. L.
11 — Petasites L.
12 — Spuria. L.

13 — Palmata, Hort.
Kers.
14 — Nivea. Wilden.
15 — Lævigata. Wild.
16 — Discolor. Jaquin.
17 — Trifurcata. Fors-
ter.
18 — Pumila. Swartz.
19 — Albicans. Swartz.
20 — Integrifolia. Mi-
chaux.
21 — Lyrata.
22 — Fragrans. Willars.

(2) Du latin *petasus*, dérivé du grec πεταϭος, chapeau, ou bonnet antique, parce que les feuilles de
cette plante ont une cavité dans le milieu, entourée
de larges bords.

Plaute, dans le prologue d'Amphitrion, dit : *Ego
has habebo usque in* PETASO *pinnulas.* Les anciens
appeloient aussi *petasus*, un toit à larges bords,
terminé en pointe, et aux angles duquel pendoient
des sonnettes dans le genre des pavillons chinois.

Pline, liv. 36, chap. 13, en citant la description
que donne Varron du mausolée de Porsenna, roi
d'Etrurie, s'exprime en ces termes :

Supra id quadratum pyramides stant quinque, quatuor in angulis, in medio una, in imò lata pedum septuagenúm quinúm, altæ centum quinquagenúm, ita fastigiatæ, ut summo orbis æneus et PETASUS *unus omnibus sit impositus ex quo pendeant excepta catenis tintinnabula, quæ vento agitata longe sonitus referant, ut Dodonæ olim factum.*

Les Latins appeloient *petasati* ceux qui avoient le chapeau sur la tête. Suétone, en parlant d'Auguste, chap. 82, s'exprime ainsi : *Solis verò ne hyberni quidem patiens, domi quoque non nisi* petasatus *sub dio spatiabatur.*

(3) *Rheum Rhabarbarum.* Lin.

(4) Le soutien de la feuille.

(5) Composés d'étamines et de pistils. Ajoutons en faveur des personnes qui ne connoissent pas la botanique, que l'*étamine* dans une fleur constitue l'organe mâle de la fécondation, et que le *pistil* est l'organe femelle qui reçoit la poussière fécondante contenue dans l'étamine. Cette poussière est brune dans la tulipe, jaune dans le lis et dans la majeure partie des autres fleurs.

L'hermaphroditisme réunit les deux sexes dans le même individu. Cette réunion est beaucoup plus commune dans les végétaux que dans les animaux.

M. Thomas a publié une démonstration infiniment curieuse de l'hermaphroditisme de la sangsue : il prouve que le même individu a non seulement la faculté de féconder et d'être fécondé simultanément, à l'instar de la limace ; mais aucun naturaliste ne l'a démontré avec autant d'évidence que M. Thomas, dans son ouvrage intitulé : *Mémoires pour servir à l'Histoire Naturelle de la sangsue.*

(6) Enveloppe de la fleur, lorsqu'elle est en bouton.

(7) Espèce de plateau portant les semences, comme dans la reine-marguerite, l'œil de bœuf, le tourne-sol, etc.

(8) Ne contenant que des pistils.

(9) *Leontodon Taraxacon.* Lin.

(10) *Hieracium Pilosella.* Lin.

(11) En cœur, du latin *cor*, *cordis.*

(12) *Tussilago farfara*, à hampe uniflore, couverte de folioles disposées les unes sur les autres comme les tuiles d'un toit ; fleurs presque en cœur, anguleuses et dentelées. Lin. Spéc. plant. 1214, flor. Dan., tab. 595.

(13) Haller, *Helvet.* n° 143.

(14) *Flora Pisana*, del Dott. Gaet. Savi, tom. II, p 161.

(15) C. B. Pinax 197.

(16) Camer., ep., p. 590, 591.

(17) Par la ressemblance de ses feuilles avec l'empreinte du pied d'un cheval ou d'un âne.

(18) Parce que cette plante donne sa tige et ses fleurs, près de deux mois avant ses feuilles.

(19) Par le rapport qu'ont ses feuilles avec une espèce de peuplier, que les anciens appeloient *far-*

farus, comme on le voit dans ce passage de Plaute : *Prosternebam*, *inquit*, *eos ut folia farfari quœ lœvi pulsu venti alicujus automno universa aliquando cadunt.*

(20) *Teatro farmac.* Dogm. e spagir. del Dottor Gius. Donzelli, Napoli, 1666.

(21) Ruell., liv. 3. *De natura stirpium*, cap. 60, p 557.

(22) En effet, Pausanias (lib. 10, p.645), en parlant des Phocéens, nous apprend que les anciens Gaulois, et de son temps, les Bretons armoriques, qui correspondent aux Bas-Bretons d'aujourd'hui, donnoient au cheval le nom générique de *march*. Le mot *marchant* (*marchantia*), espèce de mousse, dérive probablement de la ressemblance de la fructification de quelques-unes de ses espèces, avec le dessous du pied du cheval. Le même mot *march* a probablement donné lieu au verbe marcher, et aux substantifs qui en sont dérivés.

(23) Lib. 26, sect. 16.

(24) Je ne crois pas m'écarter du texte en traduisant le mot *aquileges* par celui de fontainier, car il paroît que leurs fonctions consistoient à découvrir et à diriger les sources d'eaux dans les aquéducs et les canaux, vers les fontaines publiques. Ils avoient remarqué que le tussilage ne croît que sur le bord des eaux, dans les lieux frais et humides ; c'étoit là qu'ils faisoient creuser. Ne seroit-ce point de ces sortes de fouilles, déterminées par la présence du *bechion*,

qu'est dérivé le mot français bêche? ou bien bêcher, viendroit-il de l'allusion que l'on auroit faite aux efforts de celui qui tousse pour arracher les matières catharrales ?

Quoi qu'il en soit, je ne jette pas les yeux sur le mot BHΣ, BEX que je ne croie entendre le bruit *bex*, *bex* que font les moutons en toussant. On sait combien la langue greque est imitative.

Cette idée me rappelle un proverbe en usage chez les gens de campagne du département des Ardennes, propre à faire croire qu'ils pensent que le tussilage, ou pas d'âne est utile aux moutons, qui, comme on sait, sont fréquemment attaqués de la toux. *Quand le pas d'âne paraît, la mouche et le mouton sont sauvai.*

Les aquiléges des Latins s'appeloient chez les Grecs υδραγωγος, *ydragogos*, ou bien υδρωλογος, *ydralogos*, dont nous avons formé les mots ydragogues pour exprimer les médicamens propres à expulser les eaux; hydrologue et hydrologie, pour exprimer cette partie de l'histoire naturelle qui concerne l'examen des eaux et leur propriété.

L'analogie du nom fait présumer que, comme la plante que nous nommons ancolie (en latin, *aquile-gia*), croît spontanément sur le bord des bois, et dans les lieux frais, elle a pû servir de guide aux aquilé-ges, aux fontainiers, comme le *bechium*, pour découvrir les sources.

On sait que les Romains appeloient *aquilées* les sacrifices qu'ils offroient à Jupiter dans les temps de sécheresse pour obtenir de la pluie et *aquiliciens*, les prêtres consacrés à ce culte.

On voit dans un passage de Sénèque, que les fonctions de ceux que Pline appelle *aquiléges*, ne se bornoient pas à découvrir les sources cachées sous terre.

Sœpe colligitur roris modo tenuis et dispersus liquor, qui ex multis in unum locis confluit, sudorem AQUILEGES *vocant* (Sen. quest. lib. 3 , chap. 15, p. 84) : « Souvent, dit-il, une vapeur légère prove- « nant de divers endroits se réunit dans un seul point « en forme de rosée , les aquiléges l'appellent sueur. » Il paroît, qu'attentifs à observer les sites des montagnes et des collines où les brouillards et les nuages avoient coutume de s'affaisser , ils étoient chargés de faire construire dans la direction convenable ces vastes entonnoirs en murailles que l'on voit encore aujourd'hui placés à la suite les uns des autres, depuis la partie la plus élevée jusqu'aux réservoirs dépuratoires situés au pied des collines.Les eaux après avoir déposé à l'air libre, dans ces derniers, se rendaient aux *conserves d'eaux* : de là , elles étaient distribuées dans les aquéducs et dans des canaux qui les portoient aux bains et aux fontaines publiques des villes voisines.

C'est sur les collines qui dominent Castellone de Gaete , au royaume de Naples, bâtie sur les ruines de l'antique Formian, célèbre maison de Cicéron, que j'ai été à portée d'observer les plus beaux monumens de ces ouvrages antiques. Je ne puis me rappeler sans étonnement la solidité du ciment avec lequel ces entonnoirs, ces réservoirs dépuratoires et ces aquéducs sont construits, les frais immenses qu'ils ont dû coûter, et l'art avec lequel ils ont été exécutés.

Ce que l'on nomme la *Piscine admirable* dans les environs de Baya, n'est autre chose qu'un de ces magnifiques réservoirs (*conserva di acqua*) où l'eau a déposé un sédiment grisâtre, si d r, si susceptible d'un si beau poli, qu'on en fait des bagues, des bracelets, des pendans d'oreilles, des tabatières et mille autres bijoux.

Outre ces *aquiléges*, les anciens avoient encore les *aquarum libratores*, comme on le voit par le passage d'une lettre de Pline à Trajan.

Superest ut tu LIBRATOREM *vel architectum, si tibi videtur, mittas qui diligenter exploret sit ne lacus altior mari, quèm artifices regionis hujus quadraginta cubitis altiorem esse contendunt.*

« Il seroit nécessaire que vous envoyassiez l'ingé-
« nieur (*libratorem*), ou l'architecte, si vous le
« jugez plus à propos, pour examiner avec attention
« si le lac est plus élevé que le niveau de la mer; car
« les ouvriers de ce pays prétendent que celle-ci est
« plus élevée de quarante coudées. »

Le plaisir de m'occuper des monumens antiques, m'entraîne au-delà des bornes que je me suis prescrites. Je publierai dans un ouvrage séparé quelques observations sur plusieurs points d'antiquité peu connus et remarquables à Gaète, à Formian et aux environs; tels que les tombeaux de Cicéron, de Mu-

hatius Plancus (aujourd'hui appelée Torre d'Or-
lando). de Vitruve, la fontaine d'Artacie; le temple
de Janus, etc. etc. Mon séjour pendant deux ans à
Gaete et à Formian même, m'a mis dans le cas d'observer à loisir plusieurs objets de cette intéressante
contrée.

(25) Matthiole, le plus célèbre des commentateurs
de Dioscoride, sans en excepter *Brunfelsius* qui l'a-
voit devancé dans cette carrière, ni *Fuchsius* qui l'y
suivit, et *Fabio Colonna*, célèbre par sa sagacité à
déterminer plusieurs plantes des anciens, nous avertit de l'erreur où Pline est tombé, quand il dit que le
tussilage n'a ni tige, ni fleur, ni fruit; parce qu'il
n'avoit examiné cette plante que lorsqu'elle est en
feuille, et qu'à cette époque, les fleurs sont oblitérées
et détruites.

(26) *Passum gustandum est.*

(27) Antonius Musa Brassavolus, savant médecin
de Ferrare en 1534, ne doit pas être confondu avec
Antonius Musa, médecin grec qui, pour avoir guéri
l'empereur Auguste, entre autres récompenses de la
part de ce prince et du sénat, reçut le privilége de
porter un anneau d'or; ce qui jusqu'alors n'avoit été
permis qu'aux personnes de la première condition.
Le même privilége fut continué à tous ceux de sa pro-
fession; on les exempta, à cause de lui, de toute espèce
d'impositions à perpétuité. *Dictionn. de la Méd.*,
tom. I, pag. 64.

(28) *Sans donner fâcherie ni porter nuisance*,
comme le dit avec ingénuité Dalechamp.

Pour ajouter à l'histoire des propriétés de cette plante, je pourrois citer le passage suivant du même auteur.

« Matthiole dit qu'il croît un certain coton blanc « en la racine du pas-d'âne, lequel étant bien nettoyé « et séparé d'avec les racines et enveloppé en un « linge, puis le faisant cuire quelque peu dans la les- « sive avec un peu de salpêtre, et puis après l'ayant « fait sécher au soleil, il s'en fait une fort bonne « amorce pour le fusil : car elle est si friande, que « du premier coup de fusil que l'on donne, le feu y « prend. » *Hist. des Plantes*, tom I, liv. IX.

(29) *Ad tussem remedium efficax herba quæ gallicè Calliomarcus, latine equi ungulâ, vocatur. Collecta lunâ vetere, siccata priùs, in ollam novam mittitur cum prunis ardentibus, quæ intra ollam mitti debent.*

Superficies sanè ejus argillâ diligenter claudi debet ut calamus inseri per quem humor vel fumus caloris hauriatur intra os, donec arteriam omnem penetret. Marcell. Empyr. c. 15, pag. 121.

(3o Ignis sacer.

(31) Dénomination provenant de l'ordre religieux de Saint-Antoine-de-Viennois, fondé par le pape Urbain II, pour former un hôpital en faveur de ceux qui étoient atteints de cette espèce de peste, qui fit tant de ravages en France dans les 11.ᵉ et 12.ᵉ siècles. Sur les murs de ces espèces de lazarets on représentoit des flammes pour avertir les étrangers de s'en éloigner.

(32) Zoster, chez les Grecs, signifie en général bande,
bandelette, ceinture, etc. On voit dans Homère
(*Iliade*, P. V. 132, 215) qu'ils appeloient ainsi la
ceinture qui entouroit toute l'armure des gens
de guerre. Le mot ΖΩΝΕ, zone, d'où nous avons
formé les mots zône, zodiaque, etc. avoient chez
eux la même signification. Les Latins, à l'imitation
des Grecs, s'en sont servi au figuré. Par exemple,
Horace (*Carm. lib.* 3, *od.* 22) en parlant des Grâces,
dit : *Gratiæ segnesque nodum* (*zonam*) *solvere ;*
lentes à détacher leur *ceinture.* Telle est, selon toute
apparence, l'étymologie du mot *dissolution* pris en
mauvaise part ; et de cette phrase chanter des airs
dissolus, réciter des vers *dissolus* pour exprimer des
airs ou des vers licencieux.

Les anciens disoient encore *solvere zonam puellæ*
pour parler d'une jeune fille qui se marie. De là vient
aussi sans doute l'usage d'ôter la jarretière de la mariée le jour de ses noces.

Euripide, dans Hécube, dit : Φϑγειν υπο ζωνες, *phe-
rein ypo zones*, porter sous la ceinture, pour parler
d'une femme grosse.

Horace dit *zonam perdidit*, pour faire entendre
qu'un homme n'a point d'argent, par allusion à l'an-
cienne coutume des soldats de mettre le peu d'argent
qu'ils avoient dans leur ceinture.

Les Grecs appeloient ζωστερα, *zostera*, une espèce
d'algue marine, dont les feuilles plates, minces, longues et étroites, ressemblent à des rubans ; c'est le

zostera oceanica de Linné. (*Mantiss.* 123, *reg. veget.* 691.)

Enfin, voici la traduction littérale des expressions de Pline à l'occasion du zoster ou *feu sacré*.

« Il y a plusieurs genres de *feu sacré*; l'un d'eux « s'appelle *zoster*. Il est mortel, s'il entoure le corps « du malade comme une ceinture. »

Ignis sacri plura sunt genera, inter quœ medium hominem ambiens qui zoster appellatur, et enecat si evixerit. Tel est le texte de Pline.

(33) Voyez Hoffman, *ex Tulpio*: Observ. VI, *in Epicrisi*, p. 140, ed. Genev., et *les Mémoires* de MM. de Jussieu, Paulet, Saillant et Tessier, dans *les Mémoires de la Société Royale de Médecine*, tom. I, p. 260.

(34) *Méd. Milit.*, p. 175.

(35) *Méth.*, p. 150.

(36) *Démonstrat. Elément. de Botanique*, tom. II. p. 706, Lyon 1796.

(37) *Vicat. Mat. Med.* tirée de Haller, t. I, p. 51.

(38) *Delle Facoltà delle Piante*, tom. III, p. 822 et 823.

(39) Haller, *Storia delle Piante Elvet.*, n° 138.

(40) Anti-pestilentielles.

(41) Doucement purgatives.

(42) Je communiquai cette observation en 1809 à la société de médecine de Paris.

(43) La Maremme est une région marécageuse, voisine de la mer, funeste à ses habitans , qui ont tous le visage blème et livide. La majeure partie de ceux qui habitent ces marais maritimes sont attaqués d'obs-tructions au foie, à la rate, au mésentère; ils finissent misérablement par mourir hydropiques. Les femmes surtout sont très-sujettes aux maladies des ovaires ; on en verra un exemple au § VIII de cet opuscule.

(44) Défaut d'appétit.

(45) Diminutions.

(46) Du mot *ichor*, c'est-à-dire pus fluide à peu près comme le petit-lait.

(47) Pièce osseuse située perpendiculairement au milieu de la poitrine, aux deux côtés de laquelle les côtes sont fixées par-devant.

(48) *Elémens de Médecine pratique*, tom. I, p. 612. Le jus exprimé de cette plante lui a mieux réussi, lorsqu'on a pu obtenir cette plante dans son état de succulence, quand elle commence à pousser ses feuilles.

(49) Des selles.

(50) Spongieux.

(51) Du coude.

(52) La partie supérieure du bras soudée avec l'avant-bras.

(53) L'exostose et le gonflement morbifique de l'os.

(54) Enflure.

(55) Saignemens de nez.

(56) Epine du dos.

(57) La partie supérieure du bras.

(58) Le bas de l'épine du dos.

(59) Glandes situées au-dessous de l'oreille.

(60) Il est à présumer qu'on ne pourra être tranquille sur toute espèce de retour scrofuleux que lorsque la malade aura atteint l'âge de puberté. Aussi s'est-on décidé à lui faire continuer le régime tussilaginé jusqu'à cette époque.

(61) L'affection.

(62) Dans ces cas, j'ai éprouvé de bons effets de l'application de son extrait gommeux sur les glandes indolentes, c'est-à-dire où on remarquoit de l'inertie, mais je m'en suis toujours abstenu lorsque l'inflammation ou la tendance à l'inflammation annonçoit un travail de la nature propre à conduire à la suppuration; dans cette dernière hypothèse, je me borne à l'application des cataplasmes émolliens.

(63) Combinaison d'alkali fixe végétal (carbonate de potasse) avec l'huile essentielle de térébenthine.

(64) Tout le monde connoît l'efficacité de l'élixir de M. Villette dans les affections goutteuses et rhumatismales chroniques, nous l'employons avec confiance comme un auxiliaire précieux dans le traitement des engorgemens exempts d'inflammation; il fortifie, soutient l'action de l'estomac et entretient la transpiration cutanée. (Il se trouve rue Duphot, n⁰ 15, et chez M. Villette, chirurgien, aux Champs-Elysées, avenue de Neuilly, au coin de la rue du Colisée.

(66) Une des particularités intéressantes de cette composition, c'est qu'indépendamment de l'aliment

léger et nourrissant qu'elle offre aux enfans de l'âge
le plus tendre, elles leur présentent en même temps un
remède assuré contre les aigreurs.

Si on pense au grand nombre d'enfans qui succom-
bent dans les maladies résultantes des acides, on ju-
gera combien l'usage des pâtes féculentes de *pomme
de ierre* peut contribuer à la conservation des enfans, et combien par conséquent elles peuvent être
favorables à la population.

Rendons grâces au savant vénérable qui, bravant
les contrariétés, les dégoûts suscités par la jalousie,
parvint, malgré tous les obstacles, à établir dans nos
contrées la culture de cette plante qui, comme le dit
un auteur moderne, bannit à jamais la famine du
territoire français, et que la reconnoissance désigne
aujourd'hui sous le nom de *solanée parmentière*.

(67) Tumeur charnue avec gonflement de l'os.

(68) *Abrégé de toute la Médecine Pratique* de
M. J. Allen, tom. IV, pag. 480.

(69) *Nil tenere credendum*, mais il ajoute *nil ne-
gligendum*.

(70) Susceptible de s'opposer à la putréfaction.

(71) Comme nous n'avons point l'intention de donner un Traité des Ecrouelles, nous ne parlons ici de
la théorie de cette maladie qu'autant qu'elle peut être
nécessaire au rapprochement du mal et du remède
qu'on peut lui opposer.

(72) La connoissance du jeu des organes.

(73) Foiblesse des organes.

(74) Destinées à se changer en quelques-unes des

substances fluides ou solides qui composent le corps humain.

(75) Tartre vitriolé.

(76) Sel de glauber.

(77) Sel de tartre.

(78) Alkali volatil concret.

(79) Lauréole mâle, *daphne laureola*, Lin. Cette plante caustique et dangereuse demande beaucoup de prudence dans la manière de l'employer. La lauréole femelle, que l'on nomme méséréon ou bois gentil, *daphne mesereum*, Lin., et que l'on confond quelquefois avec la précédente, est plus dangereuse encore; ses feuilles, son écorce sont tellement caustiques, qu'elles suffisent pour former un vésicatoire ou un cautère. On a cependant trouvé moyen d'en tirer parti dans l'art de guérir, en l'employant à l'intérieur comme on a fait de plusieurs autres plantes vénéneuses; les baies, les feuilles, l'écorce et les racines diversement préparées et tempérées par des mucilagineux, ont signalé plus d'une fois leur efficacité dans les affections dartreuses invétérées et vénériennes.

(80) Comme du petit-lait.

(81) Les glandes, dans l'ordre naturel, sont des espèces de pelotons formés par les replis de plusieurs vaisseaux sanguins, nerveux, lymphatiques, sécrétoires et excrétoires, renfermés dans une enveloppe commune; ces organes sont destinés à filtrer et à perfectionner la lymphe.

(82) Par corruption du mot latin *scrophula*, formé de *scropha*: truie, parce que cet animal passe pour

être sujet à cette maladie On l'appelle aussi *struma*, du verbe latin *struere*, amasser en tas ; parce que les écrouelles sont le plus souvent composées de tumeurs réunies les unes auprès des autres.

(83) C'est ce qu'on nomme vulgairement pomme d'Adam.

(84) Du grec Υδατις *ydatis*, vésicule.

(85) Du latin *sebum*, suif.

(86) Du grec ΣΤΕ'Α'', *stear*, suif ; Στεατωμα, *stea-toma*, stéatome, tumeur contre nature, contenant de la graisse.

(87) Du grec Αθαρα, *athara*, bouillie.

(88) Du grec Μελικηρίς, *meliceris*, tumeur renfermant une liqueur épaisse semblable à du miel.

(89) Cette faculté styptique se manifeste par la couleur obscure que donne le sulfate de fer à l'infusion aqueuse de ses feuilles et de ses racines.

(90) Dans le monde on entend par ces mots *faire diète*, s'abstenir de manger autant que l'on a coutume de le faire ; mais ici il signifie manière de vivre, choix dans les alimens.

(91) Pléthore ou plénitude sont synonymes, ils indiquent une surabondance nuisible dans les fluides sanguins ou lymphatiques.

(92) Glandes de la tête.

(93) Astringente. Telle est la saveur de l'écorce du grenadier, etc.

(94) *Digitalis purpurea*, Lin. *Instit. Bot.* p. 1166.

(95) Cette plante avoit été tellement oubliée, qu'à mon retour de l'Italie, il y a quatorze ans, à l'excep-

tion des fleurs encore employées dans les affections
catarrhalles, lorsque j'ai voulu renouveler mes essais,
il m'a été impossible de trouver dans la capitale l'extrait, les feuilles et les racines de cette plante. Aujourd'hui ces dernières se trouvent en abondance chez
presque tous les herboristes.

(96) *Ulmus campestris*, Lin. Il n'y a que trois espèces d'ormes connues.

1.re L'orme champêtre, *ulmus campestris*, à feuilles
doublement serraturées (bordées de dents alternati-
vement grandes et petites), inégales à la base; spontané en Europe.

2.e L'orme d'Amérique, *ulmus americana*, à
feuilles simplement serraturées (bordées de dents
toutes égales), inégales à la base; spontané en
Virginie.

3.e L'orme nain, *ulmus nana*, à feuilles également
serraturées, égales à la base; spontané en Sibérie.

(97) *Voyez* la note n.° 65.

(98) Il arrive souvent que les teintures spiritueuses
sont trop ardentes pour certains malades. La teinture
vineuse n'a point cet inconvénient, elle est également
susceptible de dissoudre et de tenir suspendues les
parties gommo-résineuses dont on a besoin.

(99) Comme pastilles, tablettes, gelées, élixir,
ratafia, etc. etc.

(100) M. Bonneau, pharmacien, rue du faubourg
Saint-Denis, presqu'en face de la rue de Mably, exé-
cute très-bien ces diverses préparations, et surtout la
formule que je lui ai donnée des pilules antiscor-

hutiques, dont l'énergie est graduée et distinguée par les n.ºs 1 et 2, et dont l'extrait de tussilage forme la base. /

(101) *Aloysia citridora*, *ortega*, *verbena triphylla*, Lin. Verveine à trois feuilles, arbuste spontané au Chili, presque naturalisé en Italie, où il est abondamment cultivé en pleine terre; il sert à parfumer les espèces pectorales que l'on modifie de différentes manières.

(102) Le prince Rzevuski, polonais, demeurant à Pise, fut saisi d'une fluxion si violente à la tête, qu'il avoit la face horriblement bouffie et comme érysipélateuse. Je lui conseillai de fumer ces espèces pectorales et d'avaler de temps en temps en fumant quelques gorgées de leur infusion, édulcorée avec un peu de sucre. La salivation fut si abondante et si prompte qu'au bout de deux heures il me renvoya chercher pour me remercier du soulagement que je venois de lui procurer, et pour me faire voir une large jatte remplie de la lymphe visqueuse et tenace qu'il avoit évacuée.

L'eau odontalgique de feu M. Le Roi de la Faudignière possède à un haut degré cette vertu salivative. Cet élixir ne se trouve que chez M. Duval, son gendre, chirurgien dentiste distingué, membre des collége et académie de chirurgie de Paris et de plusisurs sociétés savantes ; il réside place Royale, n.° 5.

(103) Emprunté du grec, *Coryza*, que Celse appelle *gravedo*, pesanteur, et *Cœlius Aurelianus ca-*

tarrhus ad nares, catarrhe par les narines, pour exprimer l'écoulement de cette humeur âcre et souvent fétide qui distille du nez quand on s'est exposé au froid ; ce qu'on appelle vulgairement *rhume de cerveau*.

(104) *Convallaria majalis*, Lin.

(105) La partie supérieure et la plus saillante de la joue.

(106) L'épine du dos.

(107) Les petites éminences ou nœuds qui se trouvent sur l'épine du dos, depuis la nuque du col jusqu'au coccix.

(108) Psorique et galeux sont synonymes.

(109) Du mot *siphilis*, affection vénérienne.

(110) Fleurs blanches ou flueurs, du latin *fluere*, couler. Ce qu'on nomme vulgairement *fleurs blanches*.

(111) La ponction.

(112) Le *diploé* se compose de filets osseux, reticulés, ramifiés en tous sens, qui soutiennent la moelle dans la longueur du tube des os ronds et entre les lames des os plats.

(113) Du latin *cutis*, peau, membrane formant la peau.

(114) Contexture en forme de réseau.

(115) Cet article n'est pas une des causes les moins fréquentes des ulcères de la matrce, accident affreux contre lequel toutes les ressources de l'art viennent échouer.

(116) *Cours de Botanique médicale comparée, ou Exposé des Substances végétales exotiques com-*

parées aux plantes indigènes, contenant la description des plantes, tant exotiques qu'indigènes, d'après les classifications de Tournefort, Linné et Jussieu; leurs propriétés respectives, les produits chimiques qu'on en peut tirer, leurs préparations pharmaceutiques et leur emploi dans les diverses maladies, ouvrage utile et nécessaire aux botanistes, aux chimistes, aux pharmaciens et aux médecins, et dans lequel on démontre qu'il est possible d'exercer la médecine sans le secours de la plus grande partie des productions étrangères.

Par M. Bodard, Doct. en Médec., Profess. de Botan. médicale comparée, etc. etc.; 2 vol. in-8.°; prix, 12 fr., et 15 fr. franc de port.

Une expérience de plus de vingt-cinq ans, et celle des meilleurs auteurs français et étrangers, nous ont appris qu'il est possible de remplacer les médicamens tirés des végétaux exotiques par ceux que fournissent des substances végétales de la France et de l'Europe.

1.° Rechercher les véritables propriétés des plantes médicinales indigènes ou naturalisées dans nos climats;

2.° Réhabiliter celles qu'un examen superficiel, une préparation imparfaite, une administration intempestive ont fait regarder comme inutiles;

3.° Retrancher celles qui sont réellement dépourvues de facultés salutaires;

4.° Signaler les plantes médicinales exotiques qui sont susceptibles d'être naturalisées sur le sol français;

5.° Offrir à la classe indigente et laborieuse des

secours qu'elle ne peut obtenir des médicamens du nouveau monde;

6.º Démontrer par l'observation, au lit du malade, que l'auteur de la nature, libéral et juste dans la répartition de ses bienfaits, n'a point placé les maladies dans un climat et les remèdes dans un autre, et que *nos contrées renferment dans leur propre sein les richesses qu'elles sont forcées d'arracher à un sol étranger;*

7.º Présenter l'aperçu des sommes immenses que le luxe pharmaceutique nous oblige à payer annuellement aux étrangers qui, comme l'observe l'illustre M. Parmentier, *ne nous envoient souvent que des rebuts ou des objets dont ils ne voudroient pas faire usage;* tels sont les objets des cours publics que nous donnons à l'amphithéâtre de l'Oratoire, rue Saint-Honoré, sous les auspices du Ministre de l'intérieur.

Pour rendre ce nouveau genre d'enseignement plus utile, nous sentions qu'il convenoit de faire imprimer nos leçons; mais nous balancions entre l'insuffisance de nos propres forces et le désir d'être utiles à nos concitoyens, en leur offrant le résultat de nos longs travaux, tant en France que dans le beau climat de l'Italie, lorsque le suffrage d'un grand nombre de sociétés savantes a été pour nous un puissant motif d'encouragement.

Les lettres dont nous ont honoré S. M. l'empereur d'Autriche, S. M. I. l'empereur de Russie, S. M. le roi de Würtemberg, S. A. R. le Prince Primat, S. M. le roi de Danemark, S. M. le roi de Prusse, ont excité de plus en plus notre émulation ; c'est sous les auspices de ces autorités respectables que nous avons publié notre travail.

Pour procéder avec ordre, voici la marche que nous avons adoptée. Nous commençons par indiquer,

1.º Le nom linnéen de l'individu exotique, précédé de son numéro ;

2.º Le nom français de cette plante exotique ;

5.º Le nom de la classe de Tournefort, Linné et Jussieu, à laquelle elle appartient, suivi de l'indication du tome et de la page où se trouve la figure de la plante du bel ouvrage de M. Roques, gravée et coloriée (2 vol. in-4.º, chez Méquignon) ;

4.º Le lieu où cette plante est spontanée à l'étranger, les climats de la France et de l'Europe où elle peut être naturalisée ;

5.º La description du produit exotique, c'est-à-dire son aspect, l'odeur, la saveur, la consistance, ses principes constituans et ses propriétés médicinales.

Quant aux plantes indigènes, que nous proposons de substituer aux exotiques, on indique,

1.º Le nom linnéen ;

2.º Le nom Français, avec quelques synonymies vulgaires ; et quelquefois l'étymologie ou le nom que lui donnoient les anciens.

5.º Le nom de la classe de Tournefort, de Jussieu et de Linné ; le tome et la page de l'ouvrage de M. Roques.

4.º L'appréciation de la plante en général.

.5.° Le caractère générique de Murrai.

6.° Lieu natal de la plante.

7.° La description, 1. de la racine, = 2. de la tige, = 3. des feuilles, = 4. des fleurs, = 5. des fruits.

8.° Les propriétés : 1. l'odeur ; = 2. la saveur ; = 3. l'analyse chimique ; = 4, les noms des maladies où l'usage de la plante est indiqué.

9.° La dose, les préparations, la désignation de la partie utile de la plante : 1. en substance ; — 2. en infusion ; — 3. en décoction ; — 4. en extrait aqueux ou spiritueux, et ses autres modifications ; — 5. son emploi à l'intérieur ou à l'extérieur.

10.° Observations : 1. faits constatés par les plus grands maîtres ; — 2. Essais à tenter ; — 3. culture à encourager ; — 4. échanges de telle ou telle plante spontanée dans un climat de la France avec les départemens où cette plante n'existe pas, ou bien dans lequel elle est peu abondante ou inférieure en vertus.

Indépendamment de la description générique de Murrai, nous nous sommes attachés à perfectionner, autant que possible, les descriptions spécifiques d'après Linnée, Tournefort, Jussieu, Gilibert, Lamarck, Desfontaines, Gouan, Ventenat, Mirbel, Decandolle.

Cet objet, négligé dans les meilleures matières médicales, surtout dans celle de Swilgué, nous a semblé de la plus haute importance pour éclairer les élèves en médecine dans le choix de telle espèce par préférence à telle autre; car, dans le même genre, telle espèce est très énergique, tandis que telle autre n'a aucune vertu.

On sait la différence qu'il y a entre la *Valeriana officinalis* des montagnes, dont l'odeur volatile est extrêmement pénétrante, et la *Valeriana locusta*, ou Mâche des jardins, qui ne possède qu'un goût herbacé et insipide.

Les auteurs consultés sur les vertus des plantes et sur leur emploi dans les maladies, sont Murrai, *Apparatus medicaminum*, Linné, Sydenham, Sauvages, Cullen, Desbois de Rochefort, Stoll, Vogel, Barthès, Bergius, Lewis, Hoffman, Pringle, Huxam, Murgrave, Pinel, Roques, Alibert, Scwilgué, Peyrillhé, Petagna, Hufeland, Schroeder, Neumann, Geoffroi, Cartheuser, Gilibert, Gesner, Storck, Alexandre. On sait avec quel généreux dévouement ces quatre derniers ont mille fois exposé leur santé par les expériences qu'ils ont faites sur eux-mêmes des végétaux indigènes les plus dangereux, avant de les essayer sur les malades.

Nous nous sommes enrichis de plusieurs observations prises dans les écrits périodiques de médecine, précieux recueils, dépositaires des méditations de savans du plus grand mérite, et qu'on peut regarder comme les archives de la science.

Relativement aux plantes indigènes que nous proposons de substituer aux végétaux exotiques, si nous nous sommes permis de rappeler quelquefois la thérapeutique des Arabes, des Grecs et des Romains, nous déclarons ingénument que notre intention n'a point été de faire parade d'une vaine érudition : nous n'avons cité les auteurs des anciens qu'autant que nous l'avons cru nécessaire pour donner une idée des médicamens usités avant la découverte du Nouveau-Monde, et pour prouver que NOUS POUVONS NOUS DISPENSER D'ALLER CHERCHER DES MOYENS DE GUÉRISON AU-DELA DES MERS.

Pour confirmer cette assertion, en indiquant les moyens de remplacer les substances végétales exotiques par leurs analogues indigènes, nous avons réuni au résultat de nos propres recherches, les matériaux épars, préparés depuis bien des années par Bartholin Campegius, Constantin, Garidel; et de nos jours, par MM. Coste et Willemet, par J. S. Franck et par le D. Wauters.

Pour présenter sous un seul point de vue le tableau des ressources dont nous sommes environnés, nous offrons d'abord la liste des productions végétales étrangères, avec la série des plantes indigènes qu'on peut leur substituer.

Ce tableau est suivi de deux tables alphabétiques des plantes, tant exotiques qu'indigènes, décrites dans cet ouvrage, l'une latine et française, l'autre française et latine, avec l'indication du volume et de la page où elles se trouvent.

Pour ne pas rendre cet ouvrage trop dispendieux, et le mettre à la portée de toutes les classes, nous

avons mis de côté tout ce qui regarde les arts et mé-
tiers ; cette matière, absolument étrangère à l'objet
dont nous nous occupons aujourd'hui, est traitée
dans un ouvrage particulier qui paraîtra inces-
samment ; ici nous nous sommes renfermés dans
les limites de la botanique considérée uniquement
sous le rapport de l'action médicale des plantes
indigènes comparée à celle des plantes exotiques.

D'après ce plan, à l'exception du mercure que
nous avons seulement nommé comme anthelmin-
tique, il devenoit d'autant plus inutile de nous occuper des médicamens tirés du règne minéral, que
toutes les substances qui appartiennent à ce règne se
trouvent en Europe.

Quant au règne organique animé (Règne animal),
si, par exception, nous parlons du *musc* et du
Castoreum, pour avoir occasion de citer les végétaux qui peuvent être substitués à ces deux substances : si, par le même principe d'exception, nous
parlons des *mouches cantharides* comme succéda-
nées des caustiques exotiques, c'est pour prouver de
plus en plus que, rigoureusement parlant, NOUS
POUVONS, RELATIVEMENT A LA MÉDECINE, NOUS PAS-
SER DE TOUTES LES PRODUCTIONS DU NOUVEAU-
MONDE.

Puisse cette vérité retentir dans tous les points de
la France. Puissent toutes les communes, secondées
par les encouragemens donnés par le Gouvernement,
utiliser, par le genre de culture relatif au climat,
au site et à la nature de leur sol, une quantité de ter-

rains qui ne sont incultes et stériles, que parce qu'on ignore les végétaux qui pourroient y réussir de preférence. C'est le moyen le plus sûr de surmonter l'injuste préjugé qui existe contre nos productions nationales, et de généraliser l'usage des médicamens indigènes reconnus égaux ou supérieurs à leurs analogues exotiques.

FIN.

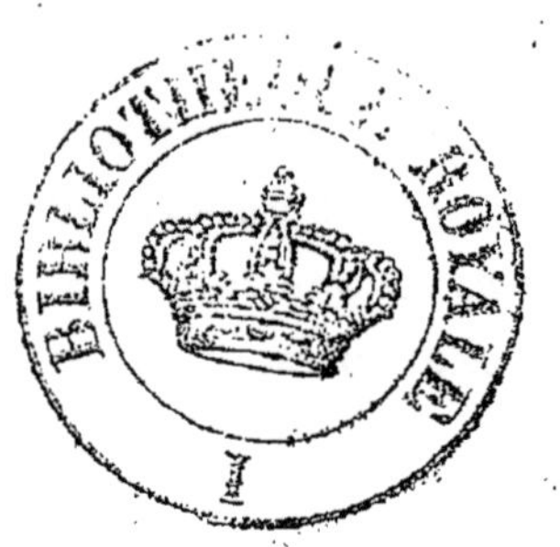

TABLE.

FIN DE LA TABLE.

. ADRIEN ÉGRON, IMPRIMEUR
DE S. A. R. MONSEIGNEUR DUC D'ANGOULÊME,
rue des Noyers, n°. 37.